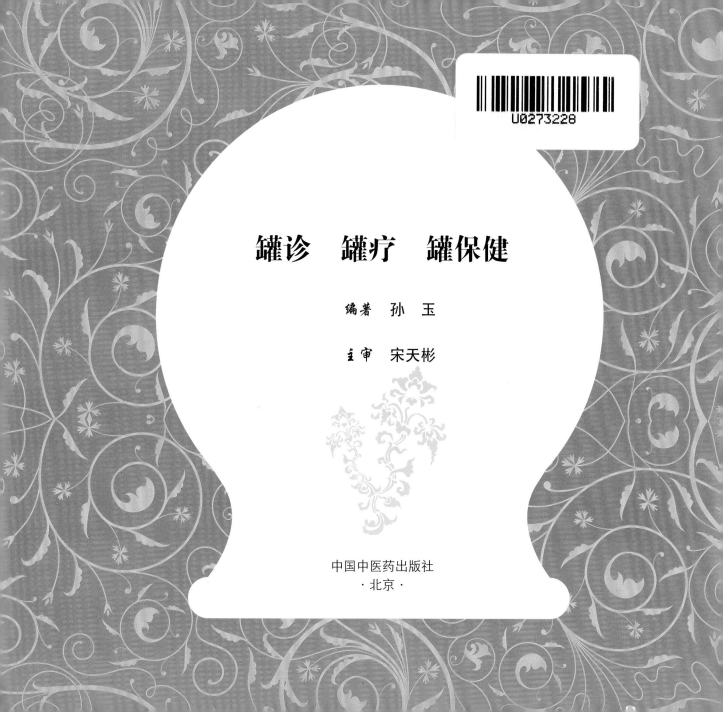

罐诊　罐疗　罐保健

编著　孙　玉

主审　宋天彬

中国中医药出版社
·北京·

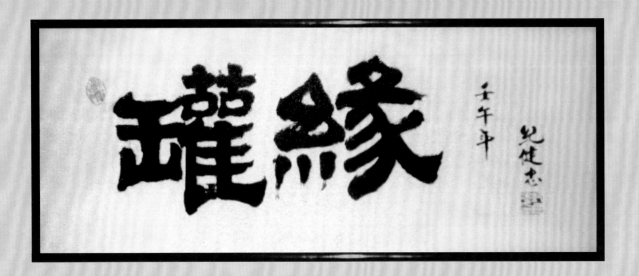

2002年，纪健忠先生书赠

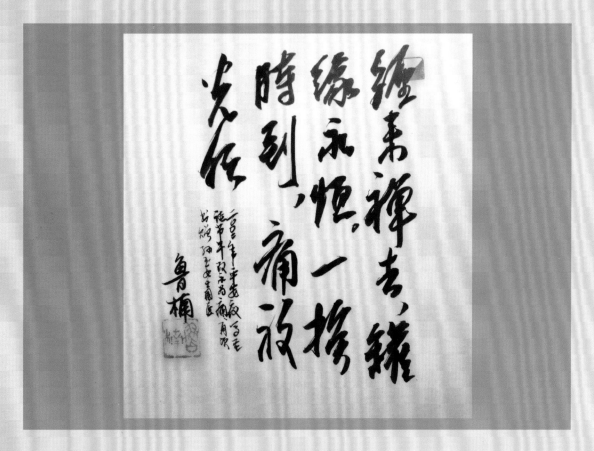

鲁楠先生书赠

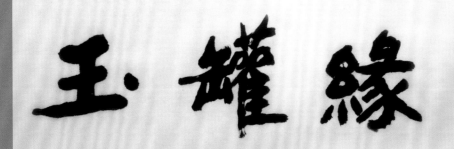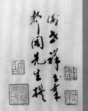

张声闳教授题名，军旅书画家谢世祥先生题字

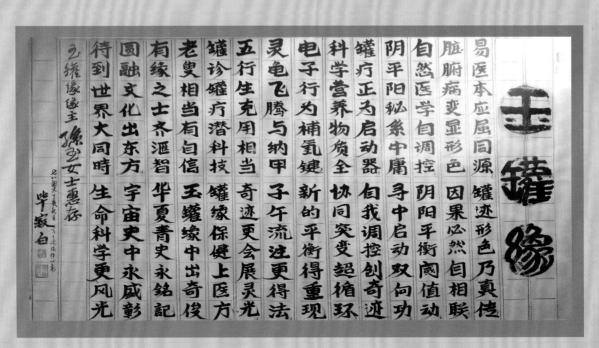

张声闳教授书赠

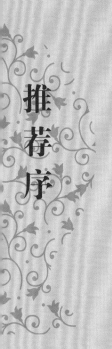

推荐序

　　拔罐是一种便、廉、验的民间疗法，现已纳入正规的医药院校教材中，它有一定的适应证和禁忌证，科学地运用，有益无害。不过任何疗法都不可能包医百病，一定要选择适合相应病证的治疗方法。

　　孙玉同志总结了她多年的临床经验，努力学习，广收博采，以大爱之心著成此书，这是她十几年心血的结晶。这是一部普及民间疗法的通俗读物，人们一看就懂，一学就会，它的出版，可以指导大众进行自我保健，家人互相保健。在这种自疗互疗的过程中，能够促进家庭和谐，提高大众的生活质量，因此我愿意向广大读者推荐此书。

宋天彬

北京中医药大学教授

2012年1月20日

考中华民族的传统医学，本是方今世界各民族保存下来并广泛使用的最古老的氏族公社时代的医药养生学。本来全世界各民族远古时代的先民，为了人类的生存繁衍，都曾有过自己原初状态的医学，这类原始医药养生学就是人类医学起步的"原点"。然而纵观全世界各民族的文化，都因游牧民族或海盗的入侵而使自己的民族传统中断，演变为"次生态"或"再生态"的文化，唯有中华民族至今仍然保存着"原生态"的古老文化。古埃及、印度、巴比伦、中国这四大人类的古老文明，只有中国的古文明仍在延续，这不能不说是世界文明史的一大奇迹。因而作为世界上唯一遗存下来的中华古文明之有机组成部分的中医药养生学，在世界文明史上的价值就不言而喻了。

中医药养生学是一种文化医学、社会医学、心身医学、自然医学、自我康复医学、有机整体医学、周天全息医学，其特点是以健身养生为主，防病治病为辅；预防为主，治疗为辅；自我疗养为主，请医用药为辅；社会心理疗法为主，手术治疗为辅；非药物治疗为主，药物治疗为辅。中医药养生学是一种"双赢"的生态医学，它的生态智慧不提倡将细菌或病毒全部杀灭，而是协调人体内外环境，激发人类的抗病能力和自愈能力，使人和细菌共存而互不伤害。中医药养生学早已深入民间，具有顽强的生命力，虽经百年的文化侵袭，仍未断绝。在21世纪，"中医西医化"的风潮已经不合时宜，代之而起的却是"西医中医化"的世界潮流。在美国，西医的弊端也日益被一批有识之士所察觉，高昂的医药费用，竟使这个世界上最富有的国家难以承受，于是他们极力寻找气功、针灸、按摩、导引、草药、心理治疗等方法，统称为"替代医学"，其实这种"替代医学"大致不出中医药养生学的范围。现在，美国"替代医学"的消费总额已渐次超过西医的消费总额，这反映了西方现代医学向东方生态医学复归的世界潮流。当前，发掘我国民间各种传统疗法，开发中医这个伟大的宝库，是

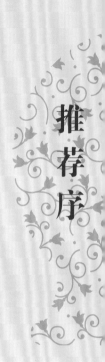

推荐序

我国医学界顺应世界潮流的一项迫不及待的历史任务。

孙玉女士家学渊源。她掌握并发展了这种民间绝技，以罐诊病，其巧如神；以罐疗病，其应如响，这是对中华民族医药养生学的一大贡献。在2000年10月召开的首届中国自然医学大会上，钱信忠、吕炳奎等医学界前辈发表讲话，首都医药养生界不同领域的数十位专家、学者出席，我应邀忝列其中，有幸领略了多种自然疗法绝技，孙玉女士的罐诊和罐疗亦博得学者们的赞赏。倏忽数年过去，孙玉女士自强不息，自己开设罐诊罐疗的咨询部，以罐结缘，不断丰富罐诊和罐疗的实践经验，并总结自己的诊疗经验著述成书，将中华民族这一流传于民间的杏林奇葩公著于世，以造福社会。

我衷心地希望社会各界志士仁人做罐诊罐疗这一杏坛新蕾的护花使者，更殷切期待孙玉女士在医术上精益求精，在中医药养生学领域做出更大成绩。是为序。

胡孚琛

识于中国社会科学院

2004年2月16日

对于写书，我从来都没有想过。唯一让我鼓起勇气提笔的是想将近二十年的罐诊疗经验传播出去，而这近二十年的经验使我对罐诊、罐疗有发表一点"言论"的资格。

罐诊在临床实践中知道的人不多，使用的人更少，对于这么好的一种快速、简单的诊察方法和内病外治的调理方法，我觉得应该让更多的人尽情享用才是。

研究对于我来讲可能谈不上，但我认为有一种传承下去并致力于普及推广此疗法的使命。在这个使命的驱使下，历经近二十年的实践，我掌握了罐诊的第一手资料。当很多人体验了这种方法后，我才在罐友和专家的建议与催促下，将其总结成文。本书所表述的只是它的基本内容，旨在告诉大家，有这样一种方法，可以快速检测人体的机能状态，希望大家能够重视。

写书也算是本人"大胆妄为"，意在"抛砖引玉"。一来希望能引起人们对"国粹"的重视，呼唤崇尚科学、追求自然的态度；二来以求更多的人对"罐诊、罐疗"共同探索研究，造福于世人。

1990年由于自身的原因，我经历了与死神交臂的劫难，深知生命的可贵与顽强。十多年来，我义务为众人诊察脏腑功能状态，深知"防"大于"治"的内涵与分量。

我在为亚健康人群罐诊时，发现其体内早期的异常变化，提前做出预防警报，罐诊起到了至关重要的作用。罐友的赞誉和感激，激发了我履行一名"健康使者"的责任感，故将自己多年的实践经验，力求用最通俗的语言，介绍给大家，希望更多的炎黄儿女可以享用这种快速、简捷的诊察方法，给生命增加一道防护的屏障，让更多的有缘人，从疾病的逆境中转向顺归。

在多年的实践与探索中，我似乎触碰到了"拔罐"的真谛，难怪它能"含情脉脉"几千年，它独有的神韵蕴含在深邃的文化内涵和医学原理中，而用罐进行保健，不仅能抵御外邪，扶正纠偏，更重要的是它验证了保健方法的大要——不大伤、不大损，平衡为佳。

我从小就受医道熏陶，但由于种种原因，没有正规地步入医道，仅凭着家祖的影响和向多位老师学习以及自学，经多年潜心探索，掌握了这种诊察方法。在实践中，通过用罐这一特殊的简单器械我可以对被察者脏腑功能状态进行整体判读，并对脏腑的异常变化，提出早期超前诊断（罐诊毕竟是以目察看，在这里应说推断更为确切）。诊察后，再用罐对失调的脏腑功能进行整体调理。尽管人们习惯称医务工作者为医生，但在这里我仍郑重声明，我不是医生，只是一个仅有中医大专学历和近二十年实践经验的实践者。

由于罐诊在某种程度上，存在于一种只可意会而无法用准确语言来描述的经验中，加之本人水平有限，可能将原本很深刻的东西描述得过于简单，让同行们见笑了，本人愿各位专家学者赐教为正。

本书在编写中得到了资深专家和学者的鼓励与关注，和众多朋友的帮助与支持，在这里特别向胡孚琛博士、张声闳教授、宋天彬教授、谢世祥先生、赵纯生先生、吴春喜先生、李宏声先生、纪健忠先生、张茂华先生、张华英女士、张晋武先生、钟惠女士及我的家人致谢。

我因从小受道学伦理的教育，慈善、勤俭、不争、以静为守、听其自然是本人的处世原则，故愿以罐结缘并结识同行者。

孙玉

2004年2月13日完稿

2012年3月30日修订于

北京海淀区莲花池畔

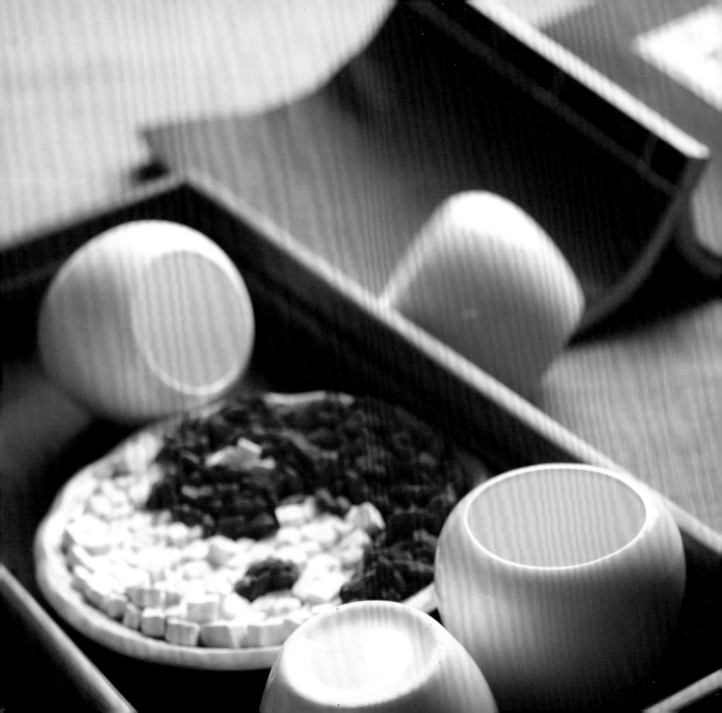

目录

第三章　罐疗是高级的、简单的疗法 / 41

目录

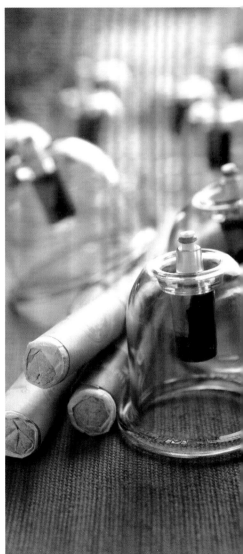

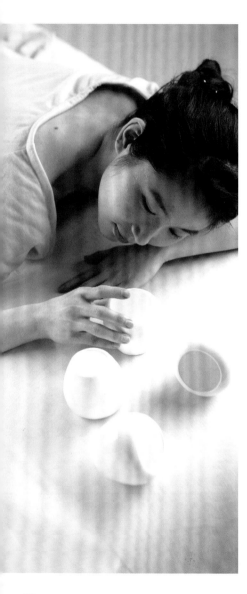

目 录

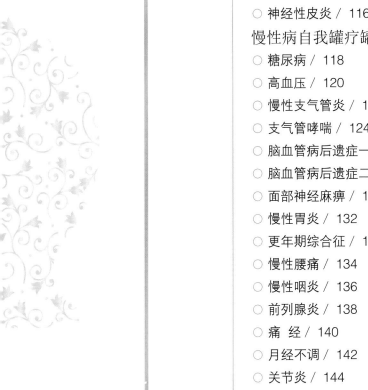

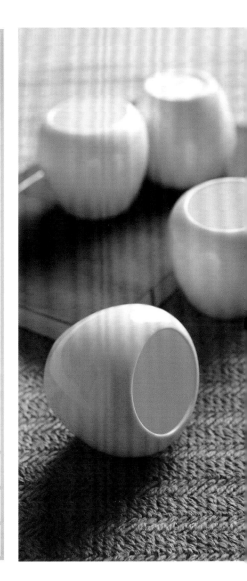

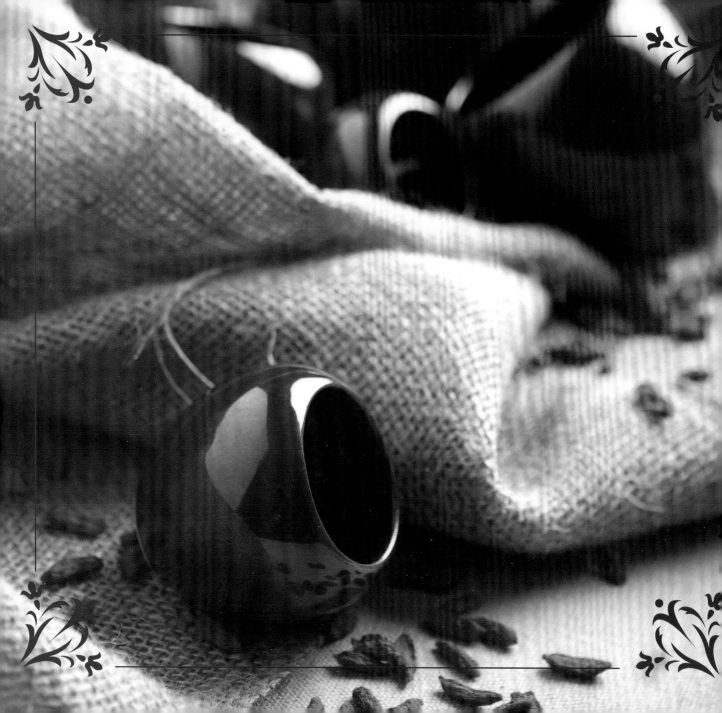

第一章

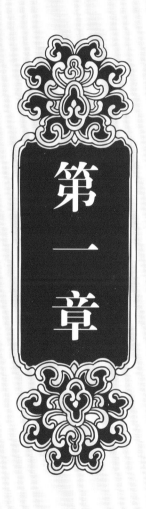

玉罐缘：罐缘保健上医方

我国人民尊玉爱玉，源于它的特质，经过千百年的认知逐渐形成了『玉文化』，古人佩带玉饰品不仅以显身贵，据说还有祛病辟邪之意，堪称『护身玉』。本人姓孙名玉，希望能够给您带来阳光、美好。拔罐疗法在某种程度上属『医』但没正规纳入『医』，『罐』是工具，是『缘』的媒介，于是『以罐结缘』便成为我始于医道后，定位的『原点』了，后经缘遇张声闳教授，给予的赠文中写到『情结玉罐缘……』，『玉罐缘』的名字便由此而来。『以罐结缘、以罐结友』，定位在保健范畴，因罐诊疗有提前预防和发出警报的特点，也就是具有『未病先防』的作用，因此被先生称赞为『罐缘保健上医方』。

谈到缘，我以为『缘』就是相互间有着千丝万缕的联系，哪怕是像丝一般细小的缘由，都会有『缘』的故事发生。『缘』无处不在，在恰当的时间节点上，『缘』就会增加它的分量，当『缘』遇到『份』，『缘份』的故事会更加精彩。

儿时经家祖的医疗启蒙和耳濡目染的熏陶，我的生日以及经历生死大病后的第二个『生日』，恰遇抽气罐的问世……这些都是我与罐之间的『千丝万缕』甚至是跨越时空的联系，恰遇姐夫年轻时学过医，恰遇嫂子在急救中心工作，恰遇司机班长刚好接班，恰遇妹妹那天来到妈妈家，多少个『恰遇』怎了得！岁月沉淀近二十载，因『罐』本『缘』，结识了一名又一名的罐友，没有刻意，没有渲染，至今让我讲起罐友的故事仍犹如数家珍。正可谓『有缘人千里寻之，无缘人闻之弃知。有缘人悔之晚知，无缘人拥金未知。有缘人尽享知之，无缘人终叹无之。』（之）指罐）

历经生死大病
再次与罐结缘

曾是一名医道逃兵

家祖常为其他人拔罐祛病止痛，幼时看到她用火罐感觉很神奇，但是看到她时而为患者刺络放血，又深感恐惧。虽然，家里每每希望自己从医，但是因为小心眼里存在着那种对血的恐惧，就下定决心当一名医道的逃兵，去追求自己心爱的声乐艺术。但有时，命运总是以一些特定的方式来影响我们的命运，二十年前的一场大病，把我从一名歌唱演员的追梦中拉了回来。

二十年前历经生死大劫

1990年12月9日，这天恰好是周六，北京突发一场百年未遇的大雾。我因做一妇科小手术在妈妈家休养，6点左右，我正搂着儿子在看电视，突然感觉胃部剧烈疼痛，头上冒出豆大的汗珠，双腿发软，顺势倒在了地上，恰好这个时候，我先生推门进来了！此时，我已双眼紧闭，咬紧牙关，像是渐渐进入深睡状态。刹那间，我急促地喘了口气使出全身的力气对妈妈说："妈！赶快叫急救车！"。

全家人紧急动员把我送到妇科诊室，可我的情况越来越糟糕，血压从50／0毫米汞柱到10／0毫米汞柱，血管几乎全部扁了！恰好在这时，姐夫给了医生一句"值千金"的提示"赶快切静脉！"医生切开小拇指粗的静脉后，居然没有见到血！医生立即用三通附和着我微弱的心率一抽一推，没有回血，再一抽一推，一次又一次，终于有了一点回血，医生兴奋地说："好！好！有回血了！赶快推进手术室……"

术后，医生告诉家人我的腹腔内全部是血，出血量约达3800毫升，这次抢救是医学和生命的双重奇迹。

感生命顽强，念家祖庭训

出院后，我在家静养。1993年重返工作岗位，由于元气大伤，康复较慢，工作起来深感力不从心。1994年终于因为自己的身体情况而选择了辞去公职，回家调养。这时我才真真正正体悟到生命的脆弱与顽强，及健康的价值所在。

时间一天天过去，身体也慢慢好转。一天一位医生同学给我打电话，邀我去做有关"罐"的工作。

"拔罐，我太熟悉了！从小就看着奶奶扎针拔罐"，自己经历了此番生死大劫，一点一点地恢复到现在，付出了多少又失去了多少，我心知肚明，正是因为这一场生死大劫，我深知健康对一个人有多么重要，所以我更愿意从事与健康有关的工作，我对着电话那边欣然答应了。

就这样，历经生死后再次与罐结缘，时间是1995年的夏末初秋，也恰好是抽气罐问世的那一年，也使我有幸通过抽气罐接触并开始实践罐诊这一独具特色的亚健康探察方法。

抽气罐的问世，助拔罐疗法走进千家万户

因为以前使用的是玻璃火罐，容易引起烫伤、烧伤，人们对拔罐疗法总是抱有"望罐兴叹"和"敬而远之"的态度，拔罐疗法的使用也受到了很大的限制。原本通过拔罐疗法就可以解决的常见疾患，为了避其危险，人们往往选择药物或其他手段。

抽气罐的问世，可以说是"火罐"形式上的替代品，更重要的是使人们对传统火罐有了重新认识，开展

了对拔罐疗法的深入研究。更可喜的是，它的问世为拔罐疗法走入家庭提供了便利，罐疗法也伴随着罐具的革新进入了千家万户。在这里，我们姑且不去追溯是谁发明了抽气罐，但至少要向这位发明者致以崇高的敬意。

缘定三生，欲将罐疗告诉每一位热爱生活的人

随着对拔罐的应用和实践，我深深地被传统中医学迷住了，在不停印证家祖的实践经验与中医学的理论之余，我到培黎职业大学系统地学完了中医大专的全部课程，并将这些知识运用到罐诊、罐疗的实践中。二十年飞逝而过，这期间，结识了越来越多的罐友，他们给了我极大的鼓励，每当我帮助罐友们发现疾病的早期征兆，或是缓解了当前的症状，都带给我极大的信心与成就感。更有很多罐友无偿地赠我墨宝等表达谢意，他们的肯定与信任深深的感动着我……

我的生日是5月12日国际护士节，巧的是抽气罐的形态竟然是ℒℒ，也许是命中注定的缘分赋予了我传播罐文化的使命感，这场生死交臂的12月9

日就是我生命中的第二个生日，让我懂得了生命真谛，从事了健康事业，并且结交到众多佳友良朋。为了他们，我要把罐疗传播出去，将它的好处告诉每一位热爱生活、需要健康的朋友。

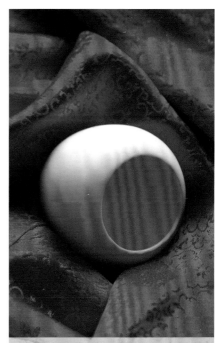

拔罐疗法属经络疗法，一般常用的是玻璃火罐，历史更为久远的是陶瓷火罐。这种白瓷小罐也是火罐家族中的一员。

家祖常说：
"风寒暑湿
燥火邪，常把
罐子拔"

 ## 扎针、拔罐确能病好一半

拔罐疗法在我国已有数千年的历史，是祖国传统医学的外治法之一，它以简单、方便、廉价、效验的特质，在民间广为流传，并有"扎针、拔罐，病好一半"之说。拔罐疗法的记载最早出现在湖南长沙马王堆出土的《五十二病方》中，晋代葛洪《肘后方》中的记载为：以牛角制罐，作外科吸脓血之用。因其用水牛角制罐，故又称"角法"和"吸筒疗法"。后传入欧洲，又称为"瘀血疗法"。

拔罐疗法在晋唐时期被众多医家所应用，中国中医研究院李经纬教授在介绍拔罐疗法的历史中提到："隋唐的最高医疗、医学教育部门——太医署，不仅设'角法'专科，培养'角法'医生，还作为必修课供其他医科生学习。"而文献记述曰：拔罐疗法具有行气活血、消肿止痛、除湿祛寒、散风止痒、温经通络的作用，并指出内科、外科、儿科、妇科、五官科，都有它的适应证。可见，拔罐疗法的历史渊源久远。

而今，拔罐疗法仍以其特效灵验流传于中国，并外传于海外。拔罐疗法作为家庭医学、百姓医学、走入千家万户的医学，千百年来一直为我们的身体"保驾护航"。小时候，常听奶奶说："风寒暑湿燥火邪，常把罐子拔。"我现在要对您说："有病没病拔拔罐，不好，再扎针，最后再吃药。"实践证明：在扎针、拔罐范围之内的病，通过脏腑功能的改善，相应病证也随之得到改善。扎针、拔罐确能病好一半。

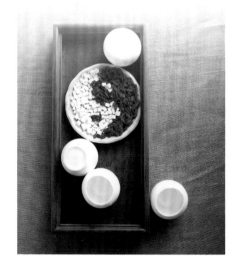

负压特点：拔罐"与众不同"

无论使用何种工具、何种方法调理，只要是作用于经络，统称为"经络疗法"，如刮痧、足疗、按摩或针灸等。这些疗法，就压力而言，给予的均是由外向内的"正压"。唯拔罐疗法是由内向外的"负压"。

国内外很多研究表明，拔罐时的负压，使皮肤表面有大量气泡溢出，从而加强局部组织的气体交换。经临床观察，负压使局部的毛细血管通透性发生变化和毛细血管破裂，少量血液进入组织间隙，从而产生瘀血，红细胞受到破坏，血红蛋白释出，出现自家溶血现象。在机体自我调整中产生行气活血、舒筋活络、消肿止痛、祛风除湿等功效，通过这种良性刺激，来促进机体恢复正常功能。

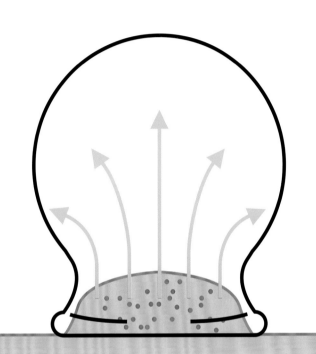

作者提示

罐内只有产生负压，才能使罐具吸附在体表上，我们也正是利用罐的负压特点，将侵入体表的风邪在第一时间拔出，达到除风祛寒、活血通络、以防内传的医疗效果。

罐，非独拔风祛湿也

名医张仲景在《金匮要略》中提到："客气邪风，中人多死，千般疾难，不越三条：一者，经络受邪，入脏腑，为内所因也；二者，四肢九窍，血脉相传，壅塞不通，为外皮肤所中也；三者，房室、金刃、虫兽所伤。以此详之，病由都尽。"

"罐"对于拔风祛湿只是一般意义的治疗，事实上我们通过罐疗的"基本疗法"的拔治，不仅是对风邪、湿邪等有形之邪的拔治，更重要的是对机体脏腑功能给予整体的调整。当脏腑失去应有的功能或功能发生障碍时，人才会觉得身体不适，天长日久失治或误治才导致器质性病变。而疏通经络、调整脏腑功能是阻止病变的前提。

经络是人体传输信息、能量、物质的网络系统，可以简单地比喻为交通系统，罐医如同交警对道路疏通，而脏腑如同各职能机关，机关职能不能发挥正常作用，或职能低下、微弱，就要进行及时地调整。调整的目的是确保平衡、安定，调整的原则就是扶正祛邪，让正气得以固密，邪气得以消除。开泄腠理、扶正祛邪、

疏通经络、调整气血，这也是罐疗的"基本疗法"所表现出的"非凡"功力。

罐的三大功能：罐诊、罐疗、罐保健

"罐"是一种器械，是治疗的工具，它是通过抽气造成负压（就抽气罐而言）并将其吸附在体表所需拔治的部位上，沿经脉线或疼痛部位（即阿是穴），造成瘀血现象，从而动员人体免疫机能和自我调节机制来维持内环境平衡、稳定，以此达到除病疗疾的目的。

拔罐疗法总体具有行气活血、消肿止痛、温经通络、祛除湿寒、散风止痒的作用。但随着医疗技术的不断发展，罐的材质和造成负压的方法已有所改进，治疗范围也随之扩大，在外科、内科、妇科、儿科、五官科都能找到

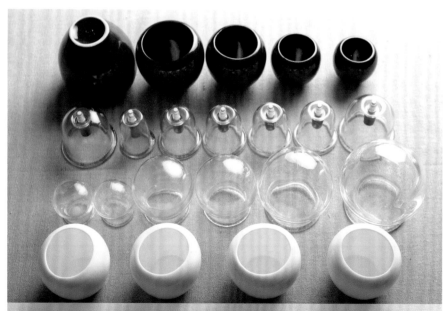

罐具林林总总，从陶瓷罐到抽气罐，经历了千百年的历史，但是不管是哪种罐具，都是通过负压吸附在体表所需拔治的经脉线或疼痛部位，来治疗疾病，达到止痛、祛风湿等保健目的的。

它的适应证。由此，更加引发了人们对罐疗的重新认识和深入研究。抽气罐的问世为千年罐疗充分发挥功能提供了便利条件。

通常人们印象中的"罐"还是"火罐"，"疗"还是"拔风祛寒""哪儿疼拔哪儿"的概念。其实"罐"作为医疗工具，具有三大功能，或说三大医疗用途，即诊断——罐诊；治疗——罐疗；保健——罐保健。经过近20年的实践，我用三句话来概括"罐"的三大功能：罐诊——探察虚实；罐疗——补虚泻实；罐保健——调整阴阳。

罐具的革新促使罐疗法的发展

传统的罐具有水罐、竹罐、陶瓷罐、药罐、泥罐、玻璃罐等。家祖用的是陶瓷火罐（也是火罐的一种），而我用的是抽气罐。其实无论是何种材料制罐，只要是用火取压，统称为"火罐"。

那么，火罐与抽气罐有什么区别呢？其一，传统的火罐是靠燃烧空气产生负压，压力不易调节。而抽气罐则是利用一个拉杆似的"枪"，直接将罐内的空气抽出，产生负压，且压力可随年龄、病情、部位进行有限调节。其二，玻璃火罐易摔易碎，加之用火取压，操作不当有烫伤的危险，而抽气罐相对更安全。其三，传统火罐便于阿是穴（疼痛点）或是局部拔治；抽气罐不仅可拔风祛寒，更便于进行整体调理。其四，玻璃火罐只能作用在肌肉丰满和平坦部位，有些凹凸部位或关节部位就受到一定的限制；而抽气罐除了可循经拔治，特殊部位还可选择异型罐和面垫法。

但值得一提的是火罐由于有"火气"的作用，治疗寒凉病证优于抽气罐。抽气罐不用火、不用电，操作简单方便，更适宜家庭自疗、互疗使用。我们可根据身体差异、病证差异，适时选择适宜的罐具，并随季节、地域的不同使用。一般情况下，夏季使用抽气罐，冬季使用火罐；南方多数时间可用抽气罐，而北方在寒冷的季节可以选择火罐。虚证体质者、寒凉体质者多用火罐；实证者、阳亢者宜选抽气罐。

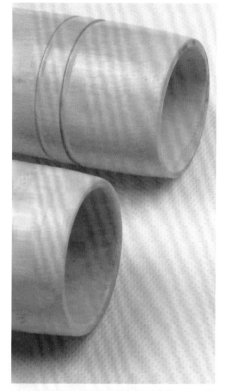

水罐是用竹制的小罐放在中药中浸泡加热后，迅速取出，以温度变化达成负压以吸附在身体表面的。

作者提示

选择经络疗法应注意，实热证患者禁"火疗"以避"火上浇油"，寒凉证体质者则较适宜"火疗"。

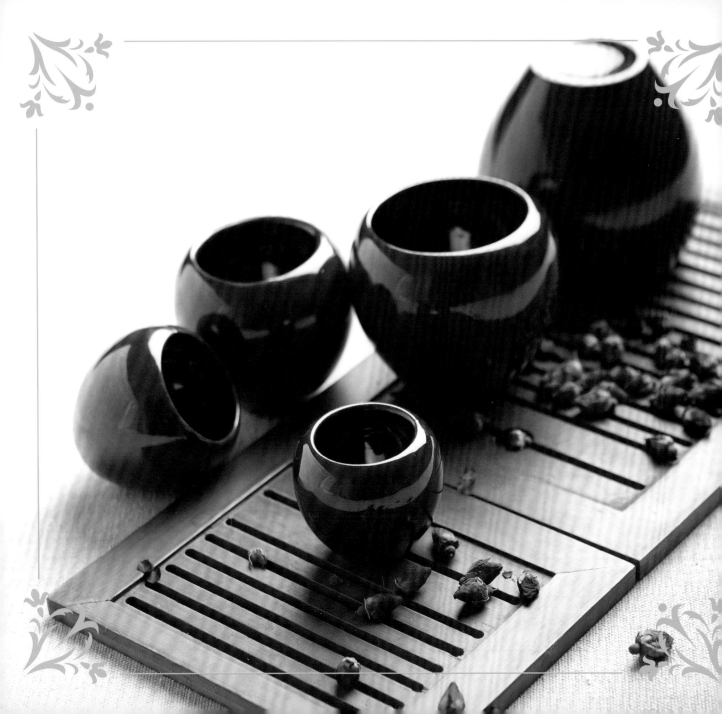

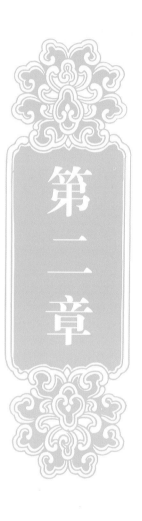

第二章

罐诊：解读来自脏腑深层的信息

将罐作用于督脉和膀胱经上，实际是脏腑对应区、反映区、反射区位置上。通过观察皮肤色泽、形态、温度的变化，可大致推断脏腑功能的盛衰状态，也是早期发现体内异常变化的一种简单诊断方法。因用罐来完成诊断，故称它为罐诊。

罐诊应该说基本属于中医望诊的范围，它是借助罐——这一特殊的器械，将脏腑气血的运行情况，被动地（通过吸拔）显示到体表上来。罐诊即是解读来自脏腑深层的信息。西医通过抽取血样，靠化验得出各种指标，推断疾病的部位和性质，以数字报告的形式进行解读；中医罐诊以体表『象』的变化来进行解读。这两种形式相比较而言，西医的数字报告显得精确些。但是罐诊能早发现疾病的萌芽状态，也就是机能状态的异常。此时采取相应的措施进行干预，疏通经络、调畅气血，调整脏腑阴阳的相对平衡，就能达到预防疾病的目的，使紊乱的机能不致于发展成器质性病变，小病不会拖成大病。这就是罐诊超前诊断的魅力所在。

中医藏象学说认为，脏腑虽然藏于体内，必有形象表现于外，医生可以『司外揣内』，就是说通过观察体表的形象，可以揣测内里脏腑的机能变化。人体背部督脉和膀胱经的脏腑俞穴，对应着相应的脏腑，内在脏腑的机能变化和病变，会在体表出现敏感的反映点。西医的体表内脏相关学说和脊髓神经节段理论，也印证了中医理论的正确性。当十一只罐具作用于脏腑对应区域，如同给宫室里十一个部门的门口安插了十一个情报机关，根据每个情报机关打探上来的情报，汇总到一起，就构成了一张脏腑情报图像，这个图像应该说是『脏腑映像』。根据『脏腑映像』就可分析、推断出宫室里曾发生了什么？将要发生什么？『山雨欲来风满楼』，见风知雨，见微知著，罐诊可以起这个作用。

为生命增加一道防护的屏障

人体脏腑功能的"和谐"是维持人体正常生理活动的基本保证。某些疾患的发生，首先是由脏腑功能失调引起的，如果不早期发现并加以调理，迁延日久或失治、误治，病情发展到一定程度，就会导致器质性的病变，使病情加重、甚至危及生命。而罐诊以它快速、全面、早期警报的特点，可以说为生命增加了一道防护的屏障，其作用不可小视。

早期发现体内异常变化

罐诊是在望诊理论指导下的一种简单诊察方法，基本上是靠视觉经验得知，如被察者服药、打针、输液、喝酒，气血被搅，脏腑映像就不可能真实地反映出来，有时也会因判读者的水平和经验的差异出现误读，但不管判读者能力的高低，脏腑映像一出来，脏腑功能的盛衰状态都能一目了然。罐诊映像法为早期预报脏腑功能的盛衰状态提供了可能，为选择何种疗法提供了参考，特别是为早期发现体内异常变化起到了警报作用，并为早期治疗赢得了宝贵的时间。不仅如此，它的意义还在于将早期发现异常的"内环境"，通过罐疗进行调理，使疾患消灭在萌芽状态，可见罐诊非同一般。

为罐疗配穴提供依据

拔罐疗法作为一种医疗手段、医疗方法，如果没有诊察，治疗则永远停留在哪儿疼拔哪儿的水平上，也永远是拔风祛寒的简单操作，罐疗法也是不完整的。临床诊察，仅靠患者的口述是不够的，就像中医师开药方一样，无论患者主观感觉如何，医生一定要为其切脉，寻找客观依据，掌握第一手临床资料，通过望、闻、问、切四诊合参后，得出正确的诊察结果，方能开出有效处方。因此诊察为治疗的前提，是为治疗提供依据的，只有在诊察后，治疗才会有的放矢。罐诊的作用也是如此。故我将其总结为："罐诊是罐疗的灵魂，罐疗无罐诊罐魂无以现，罐疗无罐诊罐疗无以全"。

罐诊的特点

快 速	诊察脏腑功能状态。3 ～ 5分钟脏腑功能状态即刻显现。
全 面	五脏六腑功能虚实盛衰一目了然。
望诊参考	高达90%以上（因作用在脏腑对应区域）
无 创 伤	无皮肤破损（但在规定时间内出现的水疱、血疱均是病理反映）
无 毒 害	指无药物伤害。（但伪劣罐由于使用有毒或放射性材料制罐，不排除有毒物质侵害的可能。因此在选择罐具时，一定要选择正规厂家生产的标准的合格罐具。）

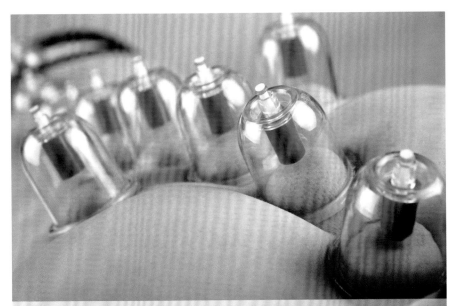

拔罐疗法作为一种医疗手段、医疗方法，如果没有诊察，治疗则永远停留在哪儿疼拔哪儿的水平上，也永远是拔风祛寒的简单操作，罐疗法也是不完整的。罐诊通过在人的背部拔罐来实现的。

作 者 提 示

祖训口诀：聚则血瘀，瘀则色深；瘀久则晦；晦则色暗。色淡按之即逝，愈也，虚也。

脏腑功能的盛衰是疾病的病机之一，在疾病的发展过程中常色、正色、病色交杂。

祖训口诀：色色叠加，色中有色；色中有形；形中有姿；姿中有态。

传统理论认为：五行对应五脏，五脏对应五色。这里需要明确的是，罐诊的时间很短，就在拔开罐具的几秒钟之内，脏腑映像是比较真实的，随着时间的变化，其脏腑映像也会发生相应变化。

罐诊作用在脏腑对应区域。

罐友说，
你是不是神眼？

1996年曾在华北油田为一位男性离休干部做罐诊，他的脏腑映像中显示肝反映区出现病色，之后其色很快消失。我对他说："您以前肝的机能应该出现过异常，但现在好了。"他当即惊叹道："我30年前确实得过肝炎，但早已痊愈了，这30年前的病，都能看出来，真是神了！"

同是在华北油田，为一位女退休工人做罐诊。从她的脏腑映像中明显地看到胆反映区出现四处点状凹陷。我对她说："您的胆那儿可能有4块结石。"她惊讶地拍着大腿说："你是不是神眼呀？我两天前刚到医院做B超显示的也是4块结石。"

在为一位中年美国律师做罐诊时，其夫人（上海医学院毕业的一名医生）跟随，从脏腑映像上可以看出这位律师胆部有结石，后经确认其目前正在服用治疗胆结石的药物。他的夫人为其翻译结果后，他高兴地伸出大拇指连声说："你太棒了！你太优秀了！"

这样的例子不胜枚举，罐友们认为罐诊的结果很神奇，然不知在这"神奇"的背后蕴含着中医文化的博大精深和中华祖先们的智慧结晶。

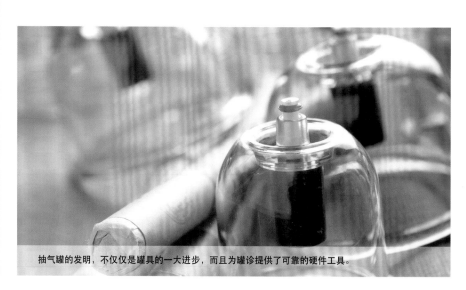

抽气罐的发明，不仅仅是罐具的一大进步，而且为罐诊提供了可靠的硬件工具。

　　人体背部是督脉和足太阳膀胱经的分布部位。督脉统管人体一身之阳气，而足太阳膀胱经是人体上循行最长、分布最广的经脉，是巨阳之脉，其上有各脏腑的俞穴对应点。家祖曾说，五脏六腑均在背上挂着呢！罐诊将罐作用于人体后背，实际是脏腑对应区域，通过该区域的色泽、形态、温度的变化，大致推断脏腑功能的盛衰状态。

　　尽管如此，以上个案还不能反映普遍的诊断规律，特别是用古老的传统方法诊断现代西医的疾病，是一个正在探讨的科研课题，还极不成熟。然而罐诊的临床个案显示出千姿百态的脏腑映像，却是千变万化的脏腑功能盛衰状态演绎的结果。为什么会出现这样的现象？还有待科研进一步探讨和深究。

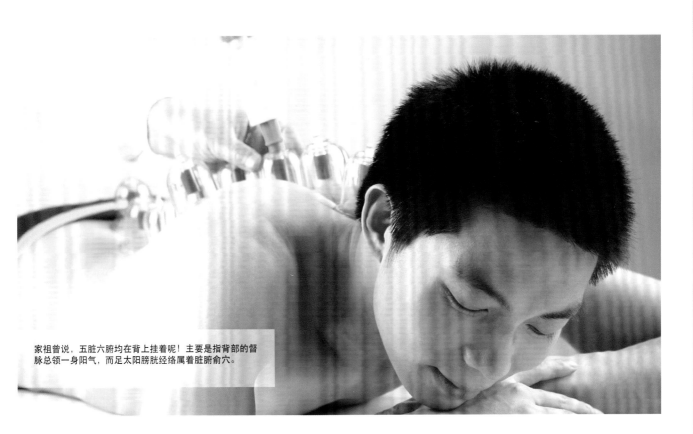

家祖曾说，五脏六腑均在背上挂着呢！主要是指背部的督脉总领一身阳气，而足太阳膀胱经络属着脏腑俞穴。

并非神眼，
罐诊有根有据

拔罐诊疗是以中医学的阴阳学说、五行学说和经络理论为基础，以藏象学说为中心，以整体观和恒动观为指导思想，以辨证论治作为诊疗特点的自然疗法之一。

中医的整体观和辨证观

中医学认为，人体是一个有机的整体，具体体现在组织器官的整体性、生理活动的整体性、病理反应的整体性和诊断治疗的整体性。罐诊的理论正是基于这些理论基础上的。

辨证论治是中医的精髓，它体现在通过对四诊所得到信息进行综合分析，辨清疾病的原因、性质、部位，概括、判断为某种性质的证，以探察疾病的本质，罐诊也正是从整体观念出发，将十一只罐具同时作用于脏腑对应区，对脏腑映像进行整体的、辨证的判读。

阴阳学说

中医学认为：阴阳是自然界的一种根本规律，是一切事物生长、发展、变化、衰亡的根源。人体生、长、壮、老、死的整个生命过程，也就是人体阳气与阴精共同作用的结果。人体本身就是"阴阳"的复合体，疾病的发生就是人体阴阳关系由于某种因素的影响，失去相对的平衡协调，而出现偏盛（就是太过）偏衰（就是不及）的结果。就阴阳状态来讲，不外阴盛、阳盛、阴虚、阳虚等四大类病变。因此人体的基本病理变化统称为阴阳失调。就罐诊而言，脏腑映像一出来，阴阳盛衰状态就一目了然，"阴"多表现为皮肤寒凉、颜色晦暗虚白；"阳"多表现为皮肤温热，颜色重、瘀红等。

五行学说

五行学说是中医学理论体系的重要组成部分，主要运用五行的属性归类、生克、胜复、乘侮等规律来概括脏腑组织器官的功能属性，论证脏腑系统相互间联系的内在规律，特别是阐述人体整体系统结构的关系。就罐诊而言，也是进行病证分析、脏腑功能盛衰的推断与调理方法的依据。

十二经脉

经络是运行全身气血，联络脏腑肢节，沟通上下内外，调节体内各部分的通路，是人体特有的组织结构和联络系统，相当于我们四通八达的交通系统。经络系统通过有规律的循行和错综复杂的联络交会，把人体的五脏六腑、四肢百骸、五官九窍、皮肉筋脉等组织器官连接成一个统一的有机整体，从而保证人体生命活动的正常进行。

经络系统分为经脉、络脉和连属部分，其中十二经脉内属脏腑，外连肢节，是气血运行的主要通道。打个不太恰当的比喻，经脉相当于主要道路；络脉相当于街区、胡同；连属部分相当于商店、学校等，罐医相当于交警；罐诊相当于检查路况、报告路况信息；罐具则是疏通道路的铲车。

十二皮部

根据《素问·皮部论篇》说："皮有分部，皮者，脉之部也，欲知皮者，以经脉为纪。"《素问·皮部论篇》又说："凡十二经脉者，皮之部也。"

中医认为：十二皮部就是十二经脉及其所属经脉在皮表的分区，也是十二经脉的散布所在。由于十二皮部分属于十二经脉，而十二经脉又属于脏腑，所以脏腑、经络的病变也能在相应的皮部、分区反映出来。罐诊时，罐作用于脏腑的对应皮部，并未进入机体、深入体腔，而是通过吸拔，使气血沿经脉、络脉、浮络到皮表上来，由于对应的是脏腑，即哪个脏腑的功能出现问题，所对应的皮部就会有所表显。皮部显现出的颜色、形态、温度等均是脏腑功能的真实反映，而非人为的拔罐的力度所决定的。

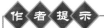

根据以上理论，当罐具作用在脏腑反应区上，观察对应脏腑皮肤的色泽、形态、温度的变化，即可推断某些脏腑功能的盛衰状态。

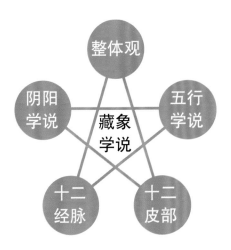

罐诊的五角星理论

藏象学说是罐诊最重要的理论基础

五脏六腑的位置①

肺：位于胸腔之内，膈膜之上。肺在五脏六腑中位置最高，居诸脏之上。《灵枢·九针论》云："肺者五脏六腑之盖也。"

心：位于胸腔之内，横膈之上。《医学入门》说：有血有肉之心，形如未开的莲花，居肺下肝上。

胆：与肝紧密相连，附于肝之短叶间，二者有经脉相连，互为表里（藏象学）。

胃：位于横膈膜之下，上接食管，下连小肠。

小肠：位于腹腔之内，其上端接幽门与胃相通，下端接阑门与大肠相连。

大肠：位于人体的腹腔，其上口通过阑门与小肠相连接，其下端为肛门。

肾：位于人体的腹腔腰部，脊柱两旁，左为肾，右为命门，左为正、为上，右为副、为下。

膀胱：位于小腹部，横膈膜之下，下连尿道与外界直接相通。

肝：位于人体腹部，横膈膜之下，在肋胁之内。

脾：位于人体的中焦，在横膈膜之下的腹腔内。《类经图翼》说："脾形如刀镰与胃同膜，而附其上之左。"

脏腑的表里关系——心与小肠；肺与大肠；脾与胃；肝与胆；肾与膀胱；心包与三焦。

脏腑的阴阳对应关系——脏为阴；腑为阳。

脏腑经脉的络属关系——阴经属脏而络腑；阳经属腑而络脏。

罐诊的排罐即基于此，古人认识并确立的"五脏六腑"之位，为罐诊排罐提供了相合的对应关系。

注①：这里指的五脏六腑的位置，是中医学认为的脏腑位置的概念，而非解剖学"脏器"的位置。

五脏：心、肺、脾、肝、肾的功能

心的功能

心居于胸腔，膈膜之上，圆而尖长，形似倒垂的未开莲蕊，有心包卫护于外。《素问·灵兰秘典论篇》："心者，君主之官也，神明出焉。"心是五脏中一个重要脏器，为五脏六腑之大主。其特性表现在：心与夏气相通应，心的阳气在夏季最盛，并有人身的"太阳"之称。

主血脉：《素问·痿论篇》曰："心主一身之血脉。"说明全身的血和脉都统属于心。心脏的正常搏动主要依赖于心气，心气充沛，才能维持正常的心力、心率和心律，血液才能在脉内正常地运行，周流不息，营养全身，可见面色红润光泽，脉象和缓有力等外在表现。

主神志：《灵枢·邪客》："心者，五脏六腑之大主也，精神之所舍也。"心主神志，也称心主神明，心藏神。"神"指意识，有"识神"和"元神"之分。

在志为喜：藏象学说认为，人对外界信息引起情志变化，是由五脏的生理功能所化生，《素问·天元纪大论篇》："人有五脏化五气，以生喜怒思忧恐。"即把五志分属于五脏。《素问·阴阳应象大论篇》："在脏为心……心志为喜"，这是说五志之中，喜为心之志。

在液为汗：汗，是津液通过阳气的蒸腾气化后，从玄府（汗孔）排出。由于汗为津液所化生，血与津液又同一源，因此有"汗血同源"之说，而血又为心所主，故有"汗为心之液"之称。

其华在面：《灵枢·邪气脏腑病形》："十二经脉，三百六十五络，其血气皆上于面而走空窍。"由于头面部的血脉极为丰富，所以心的生理功能是否正常，可以显露于面部的色泽变化。

在窍为舌：《素问·阴阳应象大论篇》："心在窍为舌。"在窍，即是开窍。心开窍于舌，是指舌为心之外候。舌为"心之苗"，由于舌面无表皮覆盖，血管又极其丰富，因此从舌质的色泽可以直接察知气血运行和判断心主血脉的功能。

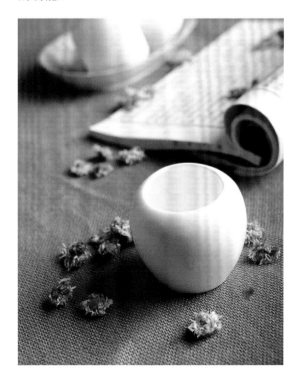

肺的功能

肺位于胸腔，左右各一。由于肺位最高，故为五脏六腑之华盖。"肺者，相傅之官，治节出焉"，肺与秋气相应，肺为娇脏，性喜清润，不耐寒热，不容异物，并有"肺朝百脉"之说。

主气而司呼吸：《素问·阴阳应象大论篇》："天气通于肺。"《素问·五脏生成篇》："诸气者，皆属于肺。"肺为气之器，肾为气之本。

肺主宣发肃降：宣发，是宣布、发散的意思。肃降，是清肃、下降的意思。宣发和肃降，是肺气活动功能的两个方面。宣发，是肺气向上、向外宣布发散的功能，体现在将脾所转输的津液和水谷精微，布散至全身，达于皮毛；肃降，是肺气向下和向内清肃通降的功能活动，体现在吸入自然界的清气，使吸入的清气和由脾转输至肺的津液下行，以保证吸入的清气为机体所用，肃清肺和呼吸道内的异物，以保持呼吸道的洁净。

在志为忧：肺与外界相通，若有不良刺激（包括病原体、异物、精神感情等），首先侵犯肺，如此则必然使人产生忧伤的情感。

开窍于鼻，在液为涕：鼻是气体出入的通道，与肺直接相连通，故称鼻为肺之窍。鼻的通气和嗅觉功能，必须依赖肺气的作用，《灵枢·脉度》："肺气通于鼻，肺和则鼻能知香臭矣。"《素问·宣明五气》："五脏化液……肺为涕。"涕有润泽鼻窍的功能。

在体合皮，其华在毛：《素问·经脉别论篇》："经气归于肺，肺朝百脉，输精于皮毛，其荣毛也。"《素问·五脏生成篇》："肺之合皮也，其荣毛也。"肺主皮毛，皮毛的营养来自肺气的敷布，即由肺之余气——次级代谢产物提供营养。

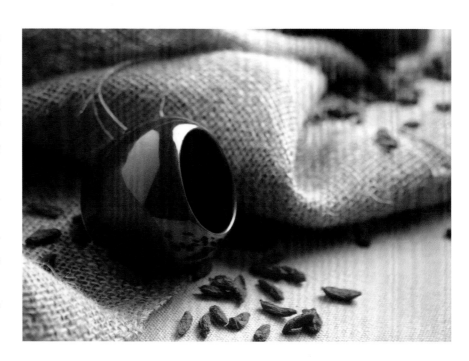

脾的功能

脾位于中焦，在膈之下。脾的形态，《难经·四十二难》："脾重二斤三两，扁广三寸，长五寸，有散膏半斤。"一般认为，"散膏"就是指现代解剖学的胰腺，"脾"就是脾脏，藏象学说所论之"脾"，包括脾脏和胰腺。脾喜燥恶湿、脾与长夏相应，气机升降之枢。

主运化：运，即运输，化，即消化吸收。脾主运化，是指脾具有把水谷化为精微，并将精微送至全身的功能。

主升清：是指脾具有把水谷精微向上转输至心、肺、头目等的功能，它是脾主运化功能的主要体现。脾具有主升的特性，所升之清就是水谷精微及其所化生的气血。

主统血：统血，是统摄血液，也即调控血液在脉内运行，不致逸出脉外的意思。《难经·四十二难》："脾裹血，温五脏。"脾统血的主要机理，实际上是气的固摄作用。

在志为思：《灵枢·本神》："因志而存变谓之思。"目的是通过思考来获得转机、转变、变化，这与脾主消、主化，变化、转化异物的功能特性是一脉相承的。

在体合肉、主四肢：《素问·五脏生成篇》："脾之合肉也。"《素问·痿论篇》："脾主一身之肌肉。"肉，指肌肉组织。

在液为涎：涎为口津，唾液中较清稀的称为涎。它具有保护口腔黏膜，润泽口腔的作用，在进食时分泌较多，有助于食品的吞咽和消化。《素问·宣明五气篇》："脾为涎"，涎的分泌主要与脾相关。

开窍于口，其华在唇：《素问·阴阳应象大论篇》："脾主口……在窍为口。"口，指口腔。脾主消化系统，而口为消化道的开端。口腔的功能包括口味、食欲和分泌涎液等，脾气健旺则食欲旺盛，纳谷馨香。《灵枢·脉度》："脾气相通于口，脾和则口能知五谷矣。"唇，是口唇，是口腔的一部分，同样受脾脏的精气所充养。

肝的功能

肝位于腹部，横膈之下，右胁之内。"肝者，将军之官，谋虑出焉"。肝喜条达恶抑郁，肝与春气相应。

主疏泄：疏，即疏通；泄，即发泄、升发。肝主疏泄，指肝气具有舒展、升发、柔和的特性，以维持气血平和，性情畅达，故有"肝喜条达而恶抑郁"之说。

主藏血：《素问·调经论篇》"肝藏血"，《素问·五脏生成篇》"故人卧，血归于肝"。肝藏血是指肝有贮藏血液和调节血量的生理功能。

主藏魂：《灵枢·本神》："肝藏血，血舍魂。"肝藏魂，魂为精神活动之一，魂是神的前体，有生神的作用，即属于未萌的潜意识，是一种不能自知的精神状态。魂的表征如《类经》注云："魂之为言，如梦寐恍惚，变幻游行之境，皆是也。"

在志为怒：由于肝主疏泄，阳气主发，为肝之用，故说肝在志为怒。

在体合筋、其华在爪：《素问·血气形志篇》"肝主筋"，筋即筋膜，附着于骨而聚于关节，是联结关节、肌肉的一种组织，即包括肌腱、腱鞘、韧带等膜状结构。《素问·经脉别论篇》"食气入胃，散精于肝，淫气于筋"，筋由肝之余气所滋养。爪，即爪甲，为筋之延续，"爪为筋之余"，《素问·五脏生成篇》："肝之合筋也，其荣爪也。"爪甲为肝之外荣表现，可以反映肝的机能状况。

开窍于目、在液为泪：《素问·金匮真言论篇》："肝开窍于目。"《素问·五脏生成篇》："肝受血而能视。"《灵枢·脉度》："肝气通于目，肝和则目能辨五色矣。"说明目之所以能发挥视觉功能，主要依赖肝之阴血的濡养。泪从目出，肝开窍于目，故"肝为泪"。泪有濡润眼睛，保护眼睛的功能。泪腺分泌泪液，与肝相通应。

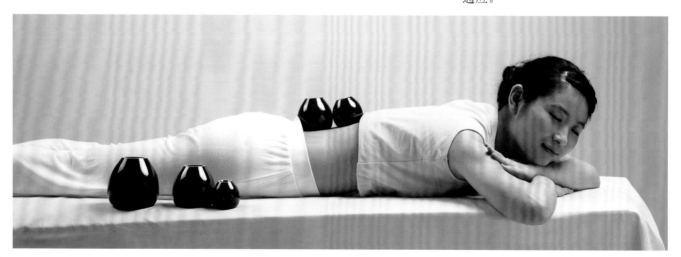

肾的功能

肾位于腰部，脊柱两旁，左右各一。"肾者，作强之官，伎巧出焉"。肾性潜藏，肾与冬相应。

主藏精，主生长：《素问·六节藏象论篇》："肾者，主蛰，封藏之本，精之处也。"说明藏精是肾的功能，肾对于精具有闭藏而不致无故流失的作用。

主水液：《素问·逆调论篇》："肾者水脏，主津液。"肾主水液，是指肾气的蒸腾气化作用，对于体内水液的输布、排泄，维持水的代谢平衡，起着重要的调节作用。

主纳气：纳，是固摄、受纳的意思。肾主纳气，是指肾有摄纳肺吸入的清气，使清气深入人体的作用。

在志为恐：肾主闭藏，若功能不及，则精微易流失，自体亏损内虚，必然会出现恐怕反应；肾主生长，若功能不及，缺乏生发之机，自现惊惧。

在液为唾：唾为肾精所化，咽而不吐，有滋养肾中精气的作用。唾是口腔中分泌的黏液，主要含黏蛋白，使唾液具有黏稠性质，分泌腺主要是舌下腺。

在体为骨，主骨生髓：《素问·宣明五气篇》："肾主骨。"《素问·五脏生成篇》："肾之合骨也。"说明骨骼的生长、发育、恢复均赖肾精的滋养，骨骼生长也有赖于骨髓的充盈及其所提供的营养，而骨髓为肾精所化生。

在窍为耳及二阴：《素问·阴阳应象大论篇》："肾主骨……在窍为耳。"耳为听觉器官，肾精充沛，上濡耳窍，则听力聪敏。肾开窍于二阴，所以大小便之开闭皆属于肾脏所主。

五脏功能表

心	肺	脾	肝	肾
主血脉	主气而司呼吸	主运化	主疏泄	主藏精，主生长
主神志	主宣发肃降	主升清	主藏血	主水液
藏神	藏魄	主统血	藏魂	主纳气
在志为喜	在志为忧	藏意	在志为怒	主生殖
在液为汗	在液为涕	在志为思	在液为泪	藏志
其华在面	其华在毛	在液为涎	其华在爪	在志为恐
其充在脉	在体合皮	其华在唇	在体合筋	在液为唾
开窍于舌	开窍于鼻	在体合肉、主四肢	开窍于目	其华在发
		开窍于口		在体为骨
				开窍于耳及二阴

六腑：胆、胃、小肠、大肠、三焦、膀胱的功能

六腑的功能是受纳、运化水谷，传导糟粕。其共同特点为：传化物而不藏，实而不能满。

食物自进入人体至排出体外，要通过七道关隘，以利于对食物的消化吸收，这七道关隘即《难经·四十四难》："唇为飞门，齿为户门，会厌为吸门，胃为贲门，太仓下口为幽门，大肠、小肠会为阑门，下极为魄门，故曰七冲门也。"

脏腑的络属关系

脏——腑
心——小肠
肺——大肠
脾——胃
肝——胆
肾——膀胱
心包——三焦

胆的功能

"胆者，中正之官，决断出焉"。胆与肝相连，附于肝之短叶间，胆又为奇恒之府。

贮存和排泄胆汁：《灵枢·本输》："胆者，中精之府。"胆囊内藏清净之液，即胆汁。胆汁色黄绿，味苦，是"肝之余气泄于胆"而形成的，即由肝脏分泌贮藏于胆。胆汁泄于小肠，有助于对食物的消化，是脾胃消化吸收功能得以正常进行的重要条件，主要是促进脂肪的乳化和吸收。胆汁的化生和排泄，是由肝的疏泄功能来控制和调节的。

主决断：胆为中正之官，主决断，具有不偏不倚的特性。《素问·六节藏象论篇》："凡十一脏，取决于胆也。"

胃的功能

胃，又称胃脘，分上、中、下三部。胃的上部称为上脘，包括贲门；胃的中部称中脘，即胃体的部位；胃的下部称下脘，包括幽门。其特点是喜润恶燥。

主受纳、腐熟水谷：受纳，为接受和容纳水谷。《灵枢·海论》："胃者，水谷之海。"腐熟，是饮食物在胃中经过初步消化，形成食糜的意思。

主通降：食糜必须下行入小肠，进一步消化吸收。胃的通降也是继续受纳的前提条件。胃的通降还包括小肠、大肠的传导功能。

小肠的功能

小肠，是一个相当长的曲转的管道器官，位于腹中，其上口在幽门处与胃之下口相接，其下口在阑门处与大肠之上口相连。

主受盛和化物："小肠者，受盛之官，化物出焉"。小肠是接受经胃初步消化的饮食物的盛器，食糜在小肠内经过进一步消化，才能把水谷化为精微而被吸收，食物残渣则由此下输大肠。

泌别清浊：经消化的饮食物，在小肠部位，吸收精微物质，排除浊物，这也是脾胃升清降浊功能的延伸和具体表现。

大肠的功能

大肠亦居腹中，其上口在阑门处紧接小肠，其下端紧接肛门。（又分升结肠、横结肠、降结肠、直肠，阑尾也归属大肠。）

主传导糟粕："大肠者，传导之官，变化出焉"。大肠将食物残渣糟粕形成粪便，排出体外。

主津："大肠主津"，指大肠能再吸收糟粕中多余的水分，主持对水分（部分水溶性物质、电解质）的吸收与调节。

膀胱的功能

膀胱位于小腹中央，为贮尿器官，其上有输尿管与肾相通，其下出为尿道。

主贮尿和排尿："膀胱者，州都之官，津液藏焉，气化则能出焉"。尿液在肾的气化下生成并输入膀胱，当尿液贮存到一定程度，又通过肾的气化作用及时排出体外。

三焦的功能

三焦是上焦、中焦、下焦的合称。其部位在胸腹腔内。总司全身的气机和气化，是水液运行的通路。

主持诸气：《难经》："三焦者，水谷之道路，气之所终始也。""三焦……有原气之别焉，主持诸气。""三焦者，原气之别使也，主通行之气，经历于五脏六腑。"说明人体之气，特别是最根本的原气（元气），是通过三焦布散至五脏六腑，充沛于全身的。三焦是气的升降出入的通道，又是气化的场所，故有主持诸气之说，总司全身气和气化的功能。

外应腠理：《灵枢·本脏》："肾合三焦膀胱，三焦膀胱者，腠理毫毛其应。"《金匮要略》："腠者，是三焦通会元真之处，为血气所注；理者，是皮肤脏腑之纹理也。"说明三焦将元气布于腠理。

通行水液："三焦者，决渎之官，水道出焉"。决渎，即疏通沟渠。也就是说三焦是水液的通路，有疏通水道、运行水液的功能。故三焦具有疏通的作用。

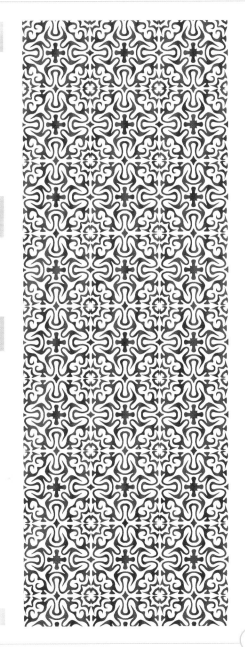

五脏的五行属性与其相生相克

五脏的五行归属

肝属木：肝性喜条达而恶抑郁，并有疏泄之功能。

心属火：心阳有温煦之功能；心火易于上炎。

脾属土：脾有消化水谷，运输精微，营养五脏六腑、四肢百骸的功能，又为气血生化之源。

肺属金：肺有宣发、肃降之功能。不耐寒热，不容异物。

肾属水：肾主水液，具有气化、排泄和藏精之功能。

相互资生

肾藏精，肝藏血。肾精可以化生肝血，肾水滋养肝木，即水生木。

肝藏血，心主血脉。肝贮藏血液和调节血量功能正常，则有助于心主血脉功能的正常发挥，肝木上济心火，即木生火。

心主血脉又主神志。脾主运化，为气血生化之源，又主统血。心之阳热，可以温运脾阳，心主血脉的功能正常，血能营脾，脾方能发挥主运化、生血、统血之功能。心火温运脾

土，即火生土。

脾主运化水谷精微、化生气血，肺主气，宣发肃降正常，则脾土滋养肺金，即土生金。

肺主气而职司清肃，肾主水藏精而纳气。肺气正常则有助于肾气之摄纳及肾精之固密，肺金滋养肾水，即金生水。

相互制约

肺气肃降，气机调畅，可以抑制肝气之上逆和肝阳之上亢，此即金克木。

肝气的条达，可以疏泄脾气的壅滞，此即木克土。

脾气的运化，可以调节肾水的功能，以防水湿的泛滥，此即土克水。

心之阳热，可以制约肺气的清肃太过，此即火克金。

肾水上行至心，可以抑制心火上亢，此即水克火。

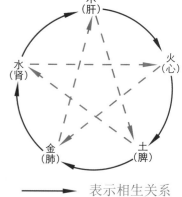

——► 表示相生关系

- - -► 表示相克关系

作者提示

中医学运用了五行类比联系的方法，根据脏腑组织的功能及特点，将人体组织结构分属于五行系统，形成了以五脏为中心，配合六腑，主持五体，开窍于五官九窍，外荣于脏腑的组织功能系统，从而为藏象学说的系统化奠定了基础。此外，中医学根据"天人相应"的观点，同样运用了事物属性的五行归类方法，将自然界的有关事物或现象也进行了归属，并与人体的五行属性联系起来。

五脏外应五时，故有四时六气的发病规律

五脏外应五时，故有四时六气的发病规律。一般是主时之脏首先受邪而发病，如春季肝先受邪，夏季心先受邪，长夏脾先受邪，秋季肺先受邪，冬季肾先受邪。这就是主时之脏受邪发病的一般规律。但是有时也可发生"所胜"或"所不胜"之脏受病，如气候失常，时令未至而气先至，则属太过；时令已至而气未至，则属不及。

心的病机

《血证论·脏腑病机论》曰："血攻心则昏迷，痛欲死，痰入心则癫，火乱心则狂。……火不下交于肾，则神游梦遗。……实火上壅为喉痹，虚火上升则舌强不能言。"

肺的病机

《血证论·脏腑病机论》曰："以其为娇脏，故畏火、亦畏寒。肺开窍于鼻，主呼吸，为气之总司。盖气根于肾，乃先天水中之阳。……肾为水，肺为天，金水相生，天水循环，肾为生水之源，肺即为制气之主也。"

脾的病机

《血证论·脏腑病机论》曰："胃土以燥纳物，脾土以湿化气，脾气不布则胃燥而不能食，食少而不能化，譬如釜中无水，不能熟物也。故病隔食，大便难，口燥唇焦，不能生血，血虚火旺，发热盗汗。若湿气太甚，则谷亦不化，痰饮、泄泻、肿胀、腹痛之证作焉。"

肝的病机

《血证论·脏腑病机论》曰："肝主藏血……是为血海。……血海不扰，则周身之血，无不随之而安。……设木郁为火，则血不和，火发为怒，则血横决。吐血错经血痛诸证作焉。怒太甚则狂，火太甚则颊肿面青目赤头痛。"

肾的病机

《血证论·脏腑病机论》曰："肾者水脏，水中含阳，化生元气，根结丹田，内主呼吸，达于膀胱，营运于外则为卫气，此气乃水之阳，别名之曰命火。肾水充足则火之藏于水中者，韬光匿彩，龙雷不升，则以气足而鼻息细微，若水虚则火不归元，喘促虚痨，诸证并作，咽痛声哑，心肾不交，遗精失血，肿满咳逆，痰喘盗汗。……水足则精血多，水虚则精血竭。"

五脏之俞出于背部

中医藏象学说为罐诊提供了最为直接和明确的理论基础，因为罐可直接作用于背部，而背部正是五脏之俞的所在之位。

督脉位于背部正中，膀胱经位于督脉旁一寸半到三寸（同身寸[注]）。将罐作用在脏腑的体表对应区上，通过吸拔，将脏腑深层的信息调到体表上来，对脏腑的功能状态进行观测。望诊是通过望面、望手、望足、望身体的各个部位来捕捉脏腑的信息，而罐诊因作用点离脏腑最近，其诊察的真实性、早期性更胜一筹。

[注]：同身寸为中医术语，是针灸取穴的一种长度标准，均用患者本人体表的某些标志作为测量的单位，而非一般的寸。

作者提示

罐诊要注意：服药期间，不诊；酒后不诊；打点滴后不诊；经期不诊；妊娠不诊；哺乳期不诊。

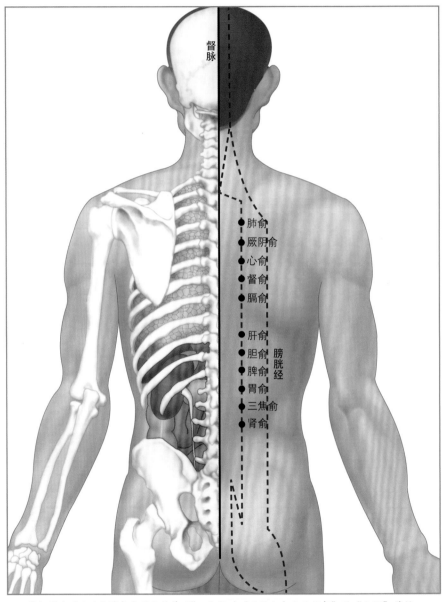

督脉

肺俞
厥阴俞
心俞
督俞
膈俞

肝俞
胆俞
脾俞
胃俞
三焦俞
肾俞

膀胱经

家祖说过"五脏六腑都在背上挂着呢"，即是对"五脏之俞出于背部"的"白话"总结。

罐迹"告知"五脏六腑信息

罐迹就是"脏腑功能映像"的印迹。中医藏象学认为，人体各脏腑深藏在体内，难以进行直接的观察，但这些脏腑信息可以通过经络系统在体表反映出来。因此当含有一定负压的罐，作用于脏腑的对应区域，所造成的充血、瘀血现象（形态各异、颜色善恶、温度寒凉）也会通过经络系统反映到体表上来（被动反映）。正如张声闳教授在赞誉罐诊时说："经络通内外，因果妙相传"，事实上无论多么复杂的脏腑映像，脏腑与映像之间必然存在着一定的联系。

临床观察告诉我们，罐诊中脏腑成像，因人而异，因时而异。不同的人，有不同的脏腑映像，同一个人，在不同的时期，有不同的脏腑映像，被动显示出的这些映像千姿百态、形形色色。实际上就是由不同的人，因不同时期的脏腑功能盛衰状态，所演绎出的不同脏腑映像。如何用中医理论来解释这些映像，即诊断率的高低，取决于罐医"读"映像的能力，即中医理论的掌握和如何运用这些理论来指导临床实践的能力。虽然古人没有给我们留下直观的映像资料，但给我们留下了极其丰富的理论依据，用这些理论依据结合映像，大致就可推断脏腑的从前和现在的功能状态，并可推演病情的发生、发展。罐诊的过程就是破译脏腑映像的过程，被察者的脏腑功能状况以脏腑映像的形式显示给医者，医者以理论的形式为被察者解释脏腑映像，被察者的感觉和临床征候与医者的推断基本吻合，这就是并非神奇的罐诊过程——即"译像"过程。

在实践中多学、多看脏腑映像并深刻领悟，将古人总结出来的文字资料变成"像"印在脑海里，经验累积多了，当你见到这种"象"即刻用理论表述出来。这就是我在实践中探索和发现的罐诊破译脏腑映像的秘诀。

作 者 提 示

　　像与象的区别。像：成像、映像之意。象：宏观的、微观的现象，象术之意，存于寓意之理。

透过十一只罐具看五脏六腑功能状态

第一步：将11只罐具中的9只（每只罐具作用于五脏六腑的对应区），基本上从大椎穴部位沿脊柱（督脉部位）依次排列至尾骨（长强穴）部位，两只罐具分别作用于左右上中焦部位。

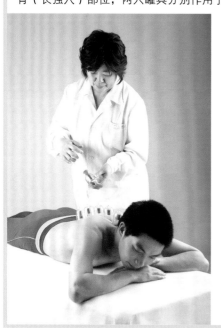

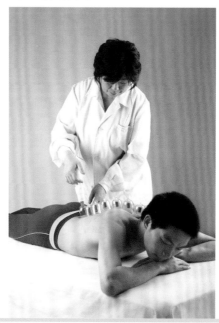

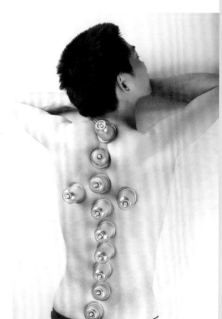

第二步：3~5分钟后，将罐取下，便会出现脏腑映像。

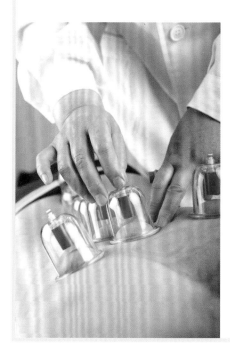

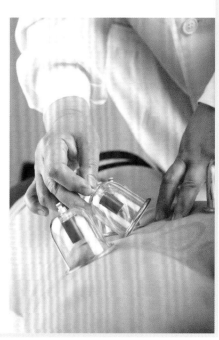

第三步：根据八纲：阴阳、虚实、寒热、表里辨证，为疾病定位、定性。

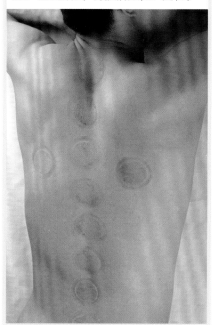

罐诊探察健康

探察方法一：辨阴阳、虚实、寒热、表里

古人将八纲辨证分为两大类：阳为实、热、表；阴为虚、寒、里。

《医学心悟》云："至于变症百端，不过寒热、虚实、表里、阴阳八字尽之，则变而不变矣。""阴阳为总纲，表里为病位，寒热为病性，而虚实为病情，虚实既明则阴阳、表里、寒热而尽在其中矣。

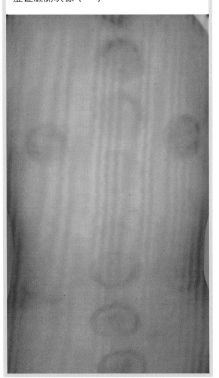

虚证脏腑映像（一）

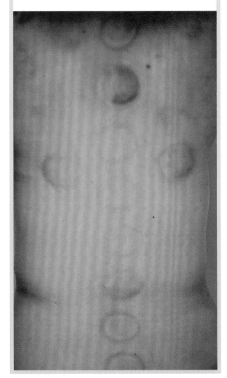

虚证脏腑映像（二）

罐诊在实践中，没有生搬硬套的公式。罐诊的整个过程应重点强调，以整体观和辨证观为指导思想。若脱离了这两点，罐诊将失去诊察整体脏腑功能的意义。

本人总结出罐诊最常用的二种方法：①推断法；②证明法。

$$\text{阳}\begin{cases}\text{表}\\\text{热}\\\text{实}\end{cases}\qquad\text{阴}\begin{cases}\text{里}\\\text{寒}\\\text{虚}\end{cases}$$

实证脏腑映像（一）

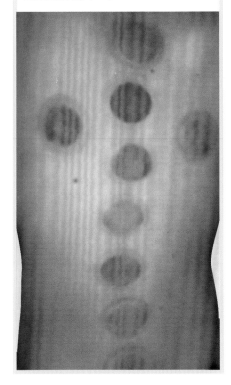

实证脏腑映像（二）

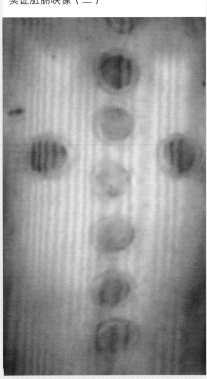

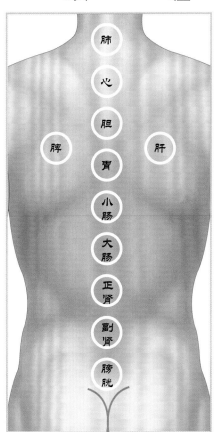

罐诊脏腑对应图

罐诊是将罐作用于人体背部脏腑对应区域（大多在督脉上），通过吸拔作用将脏腑深层的信息调到体表上来，进行整体的辨证地判读。

探察方法二：以五色诊为参考，区别常色、正色、病色

古人认为"有形诸内，必外形于色"。人体有病，皮肤、器官、体液必然要发生异常的变化。

常色：即生理色。当含有一定负压的罐，作用在皮部，应是明亮的微红色，是气血运行畅通的颜色。

正色：指五行五色。即金、木、水、火、土；相对脏腑即肺（白），肝（青），肾（黑），心（红），脾（黄）。

病色：即与五色背离的颜色。

脏腑映像的颜色会在拔开罐具的瞬间发生变化，因此必须快速捕捉，这需要操作者真正理解正色与病色，不能生搬硬套。请记住只要背离了脏腑正色的都提示该脏腑功能存在相应的问题。

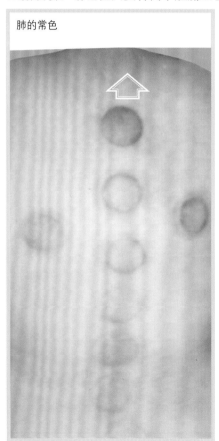

肺的常色

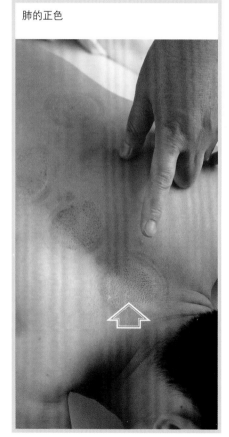

肺的正色

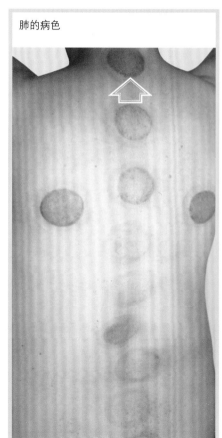

肺的病色

探察方法三：根据罐迹、色泽，推断病情

　　罐诊时，罐迹的显现，就色泽而言千变万化，其中色中还有色，色色叠加，但无论何种颜色显现都是用来提示脏腑功能偏盛、偏衰和早期内环境的异常变化的。

　　阳证多表现为：面红、身热、呼吸气粗、多言烦躁、小便短赤、大便秘结等。一般阳证色泽显示：红、潮红、紫、深紫等。

　　阴证多表现为：畏寒肢冷、疲乏无力、声低神倦、小便清长、大便溏泻等。一般阴证色泽显示：白、青、红白相间，也有紫及深紫等。

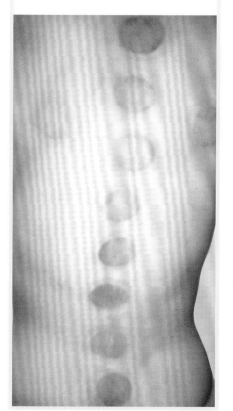

阳证脏腑映像

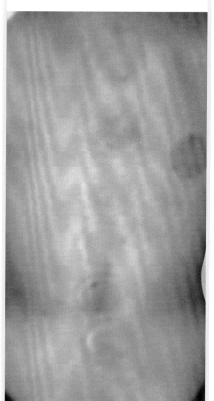

阴证脏腑映像

探察方法四：从单个脏腑的位置，辨病证

罐诊的过程是观察脏腑功能状况的过程，观的是"脏腑映像"，察的是"脏腑功能"的盛衰状态，其结论不是观察者说出来的，而是脏腑功能状况表现出来的。脏腑是由多个器官组成，生理上相对独立又相互联系，病理上相互影响又相互传变。

罐诊时，从单个脏腑的位置，辨过去的病证，比如说小时候得过肺炎的，在肺的对应区上察看，而非从整体推断出来；心脏不好的，从心的对应区上察看；胃不好，从胃的对应区上察看。只要能显示出来，基本上就应能"读"出来，当然如被察者吃药、打针、喝酒等，气血被搅，有时就不能真实的显示出来，或者因判读者判读能力有限，就会出现错读、误读、粗读，这些应另当别论，否则应是"一览无遗"。

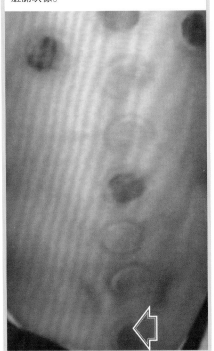
通过膀胱对应区辨证，显现出膀胱问题的脏腑映像。

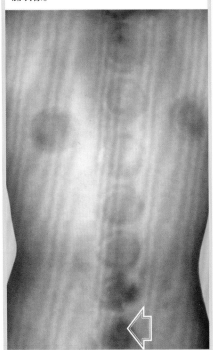
通过膀胱对应区辨证，子宫肌瘤患者的脏腑映像。

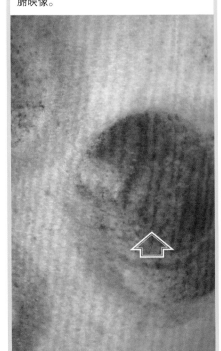
通过肝对应区辨证，中度肝硬化患者的脏腑映像。

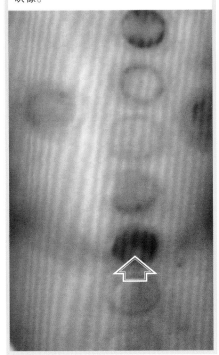

通过大肠对应区辨证，便秘患者的脏腑映像。

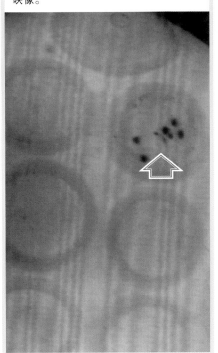

通过心对应区辨证，冠心病患者的脏腑映像。

作者提示

　　在罐诊观察时，当有"恶色"出现时，古有"医者不说重话"之训，故在语言上需用"可能""不乐观"之类的话提示患者，以减少他们的心理负担，并强烈要求其尽快到医院做深入检查为宜，切忌渲染夸大罐诊疗所谓的"神奇"，以防误诊、误治。器质性病变属于非罐疗所能为的，这一点须重点强调。

探察方法五：从形态、部位、颜色、温度，综合辨证、推断

　　罐诊时，脏腑映像会表现出形态各异。有的显示有形而无态，有的显示无形而有态。两种不同的信号表明什么呢？有形而无态表明将有"组织"形成，无形而有态，表明有"组织"已渐成形。前者罐疗可以消之，后者则不是罐疗所能为之的。二者需加以慎别。

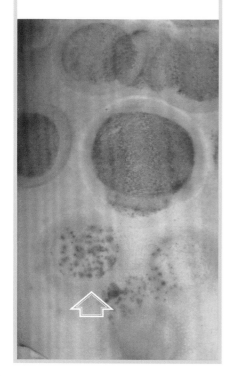

通过综合辨证，局部瘀血脏腑映像。

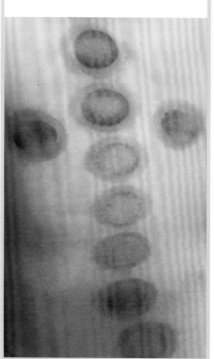

通过综合辨证，子宫肌瘤患者的脏腑映像。

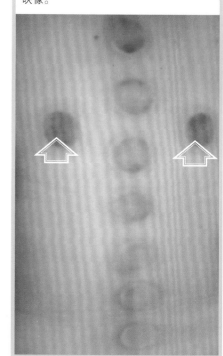

通过综合辨证，肝脾大者显现出的脏腑映像。

探察方法六：从脏腑的表里关系上推断

一脏一腑、一表一里是说脏腑的对应关系。肺对应大肠，心对应小肠，肝对应胆，脾对应胃，肾对应膀胱。通常我们都说五脏六腑，其实中医说六脏六腑，心包对应三焦，三焦不是一个孤立的实质性器官，包括了所有的脏腑，所以它的作用在人体中很重要，属腑，心包是心脏保护层，同属心，它在生理功能上是负责保护心脏，病理上代心脏受邪。通过脏腑的对应关系，在罐诊时可知是"脏"影响了"腑"，还是"腑"拖累了"脏"。

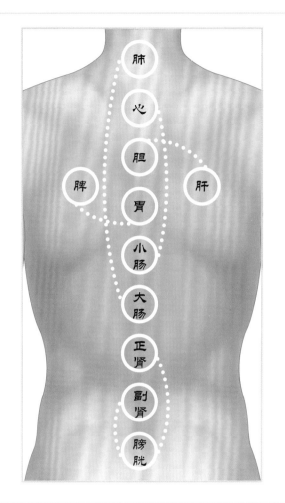

脏腑的对应关系

肺——大肠
心——小肠
脾——胃
肾——膀胱
心包——三焦

作者提示

《难经》认为：肾有两枚，左右各一，左为肾，右为命门。左为上为正，右为下为副，三焦与心包为对应关系。三焦概念，内涵丰富，外延很广，大致分为部位三焦和功能三焦。为了与五脏表里关系对立，因此中医又将功能与心一致的心包与三焦相配，故罐诊只有十一只罐具。

探察方法七：根据五行理论，推演脏腑病变的情况

五行，即金木水火土，五种基本物质。中医学认为，五行以五种物质的功能属性为代表来归属事物或现象，并以五行之间的相互资生、相互制约的关系来论述和推演事物之间或现象之间的相互关系及其复杂的运动变化规律。

五行对应脏腑来讲，肝具有"木"的特性，心具有"火"的特性，肺具有"金"的特性，脾具有"土"的特性，肾具有"水"的特性。

五行学说理论，运用到罐诊上推演脏腑病变，为超前诊断和早期预防疾病提供了理论基础。

如肝主藏血，在色为青。若脏腑映像肝反映区出现白青色，说明是肝的主色，出现黑色就是病色（一般病已较重），出现白青色，说明肝血亏虚，推演肾精必虚。五行中肝属木，肾属水，水生木，肾水无力生肝木，肝肾同源，精血同源，母虚子也虚，这叫"母子推演"法。肝血亏多表现为眼睛干涩、筋爪不利、失眠等现象，这叫"同胞兄弟推演法"。这就是五行理论在罐诊中推演脏腑病变情况的具体运用，并可预知病情发展，病性变化，以及为确立治疗原则提供依据，如：肝有病在治疗中应健"土"，"土"强即能生"金"，"金"强又能克"木"，以此类推。

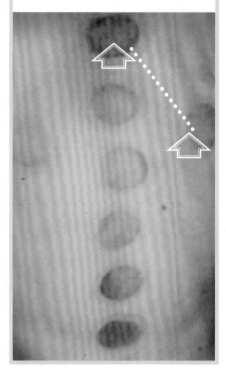
肝火引动心火的脏腑映像。

作者提示

罐疗时可根据罐诊判读的阴阳虚实症状，可采用"虚则补其母""实则泻其子"的治疗选穴原则。

探察方法八：从三焦辨病证，看趋势

三焦的划分：上焦心、肺所属；中焦肝胆、脾、胃所属；下焦肾、膀胱、大小肠所属。通过观察，有个别"脏腑映像"显示的是上实下虚，上热下寒、中焦瘀阻，通过三焦划分辨病证，并结合其他"推演法"以判断病情的发展趋势，以确立"病根"。一般亚健康状态者的脏腑功能状态，不外乎三种类型：①偏亢（实型）；②偏衰（虚型）；③相对动态平衡型。我常用"浇地"来形容这三种"型"态，12桶水浇一块地（涝了），8水桶浇一块地（旱了），10水桶浇一块地（刚刚好）。但土地不平整，也会出现半涝半旱，这类"脏像"就属于"平整土地"型，通过罐疗的基本调理，均有很好的改善。三种情况的治疗原则、治疗手法及治疗时间，均需罐诊后，给予确立，不是施术者说了算，而是被诊察者的"身体"说了算。

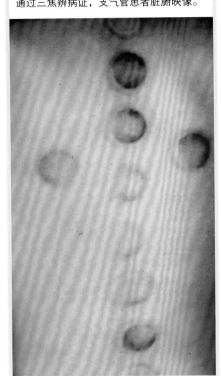

通过三焦辨病证，支气管患者脏腑映像。

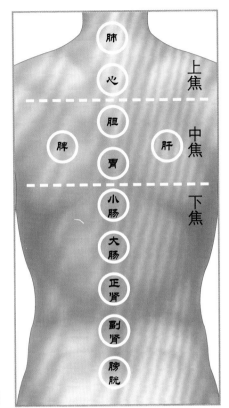

肺　心　上焦

胆　脾　胃　肝　中焦

小肠　大肠　正肾　副肾　膀胱　下焦

作者提示

当含有一定负压的罐，作用在督脉上（脏腑对应区），通过颜色、形态、温度的变化，大致可为疾患定位、定性。定位，即见其位知其证；定性，即见其色知其性。

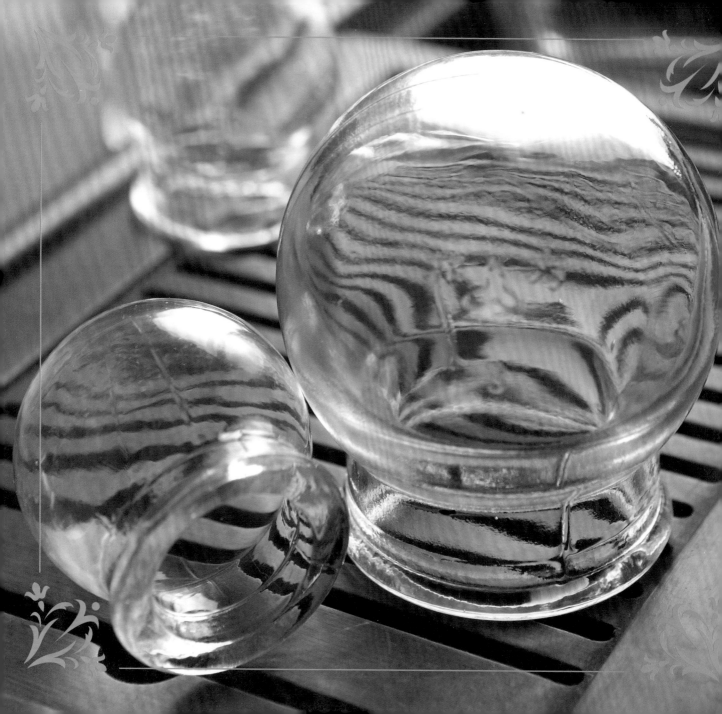

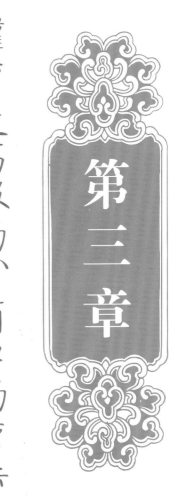

第三章

罐疗是高级的、简单的疗法

中国人民解放军总医院赵霖教授，在一次健康讲座中提到：『拔罐疗法』是高级的、简单的疗法。以罐作为工具，以罐诊结果为依据，结合各种手法，对机体进行调整治理，称之为罐疗。将罐作用于背俞穴位置，利用一罐多穴的特点，将一大罐扣拔在大椎穴位置，然后沿膀胱经依次往下排列至长强穴位置，我称这种排罐方法为罐疗的基本疗法。基本疗法具有直接或间接地调整脏腑功能和辅助治疗慢性病的作用。

拔罐疗法具有的行气活血、消肿止痛、温经通络、祛除湿寒、散风止痒的作用，在基本疗法中表现得『淋漓尽致』。一切医疗手段，都是为了解决生命的根本问题——平衡。平衡乃是生命的根本；万物的根本，那么让机体长期处于平衡状态，势必可以降低发病几率，可以延缓衰老。而罐疗的基本疗法则是最简单的医疗手段之一。

罐疗
并非空穴来风

痛则不通，通则不痛

中医治病总的原则强调一个"通"字，无论是由外感引起的经脉挛急等，还是由内伤引起的气机不畅等，或由病理产物引起的痰湿阻滞、瘀血壅滞等，概而论之均为"不通"。因而"通则不痛，痛则不通"，成为中医所有疗法的最基本理论。拔罐疗法也是遵循着这一基本理论，本着"以通为用"的原则，通过吸拔手段将不通的脉络"破坏"，使其形成新的平衡。"有破有立，不破不立"，实现疏通经络，起到直接或间接治病疗疾的作用。

邪从皮入，一拔了之

中医的治疗手段最终都是为了解决机体的阴阳平衡问题。罐疗作为一种疗法、一种医疗手段，相对其他疗法，有独特的一面，即它的"负压"特点，特别是感受风邪后"一拔了之"。风为百病之长，对付风邪恐怕惟有罐疗最简单了。如患风湿的病人，拔出水疱，会自觉症状好转，若采用药物治疗，也是用祛风除湿法等。虽祛邪的手段和途径不同，但目的都是将病邪通过五官九窍赶出体外。而皮肤具有吸收和排泄功能，应该说是最大的一窍，病邪既然能从体表侵入也能从体表拔出，因此皮肤也是祛邪的通路之一。有时我们看到拔出来的颜色较重，从视觉上认为病重，其实恰恰相反；有的患者拔出来颜色很浅，相反病重。这是什么原因呢？颜色重说明病邪在浅位，颜色浅的也许病邪在深位，当然这不是绝对的，在实际观察中还要从整体上进行辨证的判读。

良性刺激，自然调节

用"罐"治病是一种物理疗法，它是通过良性刺激，而引起某些生理反应，达到自然祛病的目的，因而称作自然疗法。拔罐疗法以经络理论为指导，并作用于经络，因而又称作经络疗法。中医认为，当人体发生疾病时，就会出现脏腑功能偏盛、偏衰的证候。刺激穴位以振奋经络，激发经络的调节作用，"原来机能亢进的使之抑制，原来抑制的又可使之兴奋"，从而使其协调平衡。

罐疗兼备局部治疗和整体调理

有针对性地局部治疗

前面我们提过，罐最大的特点是"负压"，通过"负压"产生的吸拔之力，将人体内的病理产物吸出体外，达到防治疾病的目的。一般情况下，大家对拔罐"哪儿疼拔哪儿"，这种具有针对性的局部治疗比较熟悉。比如牙痛去"拔"牙痛的部位，落枕去"拔"落枕的部位，胃痛去"拔"胃痛的部位等，再如颈项强直"拔"由风邪引起的疼痛部位，腰腿痛"拔"由风湿引起的疼痛部位，外部感染"拔"脓血部位。这种对局部部位的吸拔，是拔罐疗法的一个普遍"含义"，也是大家在日常生活中经常用到的。

无针对性地整体调理

一般常见病或慢性病，不以外部感染的形式表现出来，而是以脏腑功能失调的形式表现出来，如失眠、便秘等。人们往往忽视这种表现形式，加之失治或误治，造成由功能失调引起的症状，而发展到器质性病变。相对具体患部而言，无针对性的整体调理是罐疗的另外一个特殊"含义"：就是针对失调的脏腑功能给予整体调理。

罐疗应是"点""线""面"的联合功效。为什么这样说呢？"点"指的是腧穴；"线"指的是循经脉走罐；"面"则是指大面积吸拔。将罐作用于背部腧穴，利用一罐多穴的特点，如将一大罐扣拔在大椎穴的位置，然后沿膀胱经依次往下排列至长强穴的位置，我称这种排罐方法为罐疗的基本疗法。脏腑功能的调节是由罐疗的"基本疗法"来完成的，它不仅利用了经络的调节作用，同时还利用了神经、体液的自我调节机制，达到直接地、间接地调节脏腑功能的作用。

作 者 提 示

　　介于健康者与患者之间的人称为亚健康者。亚健康人群在接受调理时，就属"无针对性"的调理，而基本疗法就是针对脏腑功能失调进行的整体调理。

基本疗法：
五脏六腑的
"疏通器"

🏵 五脏六腑都在背上挂着呢

家祖说过"五脏六腑都在背上挂着呢"，即是对"五脏之俞出于背部"的"白话"总结。人体背部正中的椎骨，称作脊柱，具有运动、保护和支持体重的作用。脊柱中央有椎管，容纳脊髓及其被膜，两侧有椎间孔，有脊神经通过。[①]

督脉行于人体的背部正中，其脉多次与手足三阳经相交会。督脉行于脊里，上行入颅络脑，并从脊里分出属肾。从第1胸椎起至第5腰椎止，每椎沿棘突旁各有一个穴位，每侧各17个穴位，称作华佗夹脊穴。再向外两侧各有两条自上而下的经脉，为足太阳膀胱经。因督脉、华佗夹脊穴与脏腑有络属[②]关系，因此是人体脏腑保健和治疗的重要部位，也是经络疗法的理论依据。

🏵 我常用一人挖河和十人一起挖河来比喻整体调节

一切疾病的发生、发展，最后都要落实到脏腑上。脏腑之间在生理上相互合作、相互依存，病理上相互影响、相互传变。机体的整体性和病理的整体性，决定了罐具在诊、疗上的整体性。比如治疗支气管哮喘病，就不能单纯治肺，诸如《素问·咳论篇》所说："五脏六腑皆令人咳，非独肺也。"

罐疗的整体性表现在排罐的位置上，即同时作用于人体背部脏腑俞穴上，此处与内脏最近。实践证明，整体调理在罐疗中起着决定性的作用，比单独调整使用的时间短而且效果快，也是区别于传统火罐的局部拔治，哪儿疼拔哪儿的关键所在。我常用一人挖河和十人一起挖河的效率来比喻整体调理的优越性。治疗中只有通过整体调理后，再配合拔治该病的主经主穴，则可达到事半功倍的效果。只有通过整体调理，才可使罐疗辅助治疗慢性病成为可能。

注①：引自《解剖学》。
注②：络：间接；属：直接。

整体调理的理论是建立在我对大量临床实践的经验总结，它的实用性可以证明。整体调理是罐疗治病的基础理论，而罐疗的"基本疗法"则是整体调理的具体手段，也是用罐进行脏腑调理、治疗、保健的最"基本疗法"。罐疗也只有通过"基本疗法"，才可称得上是整体调节。"基本疗法"具有整体调理脏腑功能之效，使五脏之气平顺，阴阳二气不偏，津液流畅，肠胃益润，正所谓"小罐洞察护卫，防大病"。此疗法应是人们世代相传的"终身伴侣"。

罐疗中的"基本疗法"，又称24G疗法，24G不是指24枚罐具的具体运用数量，而是蕴藏着中医24节气、24时辰，天人相应之意。

作 者 提 示

在罐诊的基础上，可依个人、体质不同、病情不同，选择单罐局拔、群罐齐拔，交替或配合使用的原则。

基本疗法可作为家庭保健的首选方法

一年一次，"清瘀"工程

拔罐集诊、疗、保健于一体。罐具有诊察功能，这已是不争的事实，它还具有治疗、调理的同步效应。诊、疗的过程，就是保健的过程，我经常用"清瘀工程"来形容罐保健，定时不定时地用罐诊察、调理。一年一次"清瘀"，可选择在惊蛰时节，万物复苏之际，此时行罐助阳气升发。入秋行罐，防暑湿入里；三伏天行罐，为冬病夏治。一般行罐一疗程5～7天，选择立春、入秋或三伏何时行罐，视个人情况而定。无论春、夏、秋哪季行过罐疗后，尽量不在冬季行罐，也无需再在冬季行罐，以保阳气阴精之藏。通过"清瘀工程"，可以将人体内不通畅的经络疏通，达到"预防为先"。另外，罐保健还具有随时调理、随时发现疾患的意义，脏腑功能状态即刻看得见，真正做到将健康情况掌握在自己手里。

外邪如蚊蝇，罐具如扇子

人处在大自然当中，无时无刻都会受到外邪的侵袭（外邪即风、寒、暑、湿、燥、火等）。家祖常说："苍蝇、蚊子到处飞，拿把扇子来，风寒暑湿燥火邪，常把罐子拔。"扇子是驱赶蚊虫的工具，罐子则是对付外邪的工具，故应是家庭保健的必备之品。"风为百病之长"，它首先侵袭人的体表，内外结合，并兼诸邪，从表传里，古有"善治者，治皮毛"之说。日常生活中，我们不仅要提防有形之邪，还须提防无形之邪。因此经常进行调理——拔风祛寒、活血化瘀，对于防止疾病的传变，应该说有积极的预防作用。

保证人体"阴平阳秘"

经络是人体的交通系统。经络不通是百病之源。《内经》云："经络者，决死生，处百病，调虚实，不可不通。"罐保健属于经络疗法，可对经络给予调整，使经络发挥其运行气血，协调阴阳的作用，只有"阴平阳秘"才可使机体保持相对的平衡，平衡是生命的根本，万物的根本。罐保健具有扶正祛邪、调节阴阳的作用，机体只有正气充沛，才能"正气存内，邪不可干"，才可使延长寿命成为可能。有人说经常"拔罐拔虚了"，这话有一些道理，但要辨证来看。当机体的阴阳失衡时，才会感到有一些不适的症状出现，我们用罐给予"干预"，拔出的是邪气而非正气。当机体阴阳相对平衡时，我们不需要做任何的调理，调理是针对不平衡而言的。通过调理脏腑功能，正气自然"固摄"，邪气自然"消除"，"正邪相争"虽有伤损，但对于亚健康体质者总体是无大碍的。

轻松调理，脏腑"美容"

对于"美"的概念，仁者见仁。我认为，"美"应该是以"健"为前提的，"健美"才是美，只有内外达成和谐，才可产生美。就面部气色而言，它是脏腑阴阳气血的外候（气为阳，血为阴），气血的盛衰有赖于脏腑功能的正常，气血运行的畅通有赖于经络通道的畅通。《中藏经·论诊杂病必死候第四十八》："夫人生气健水也，外色光华，内脉平调，五脏六腑之气消耗则脉无所依，色无所泽……"可见面色光华是脏腑气血所致，而任何一个爱美之人均可通过罐疗的调理，轻松地达到"健与美"的效应。脏腑"美容"了还愁面部气血不容？

一通百通周身通

近年的经络研究发现，不同的背俞穴，对各自所属的脏腑，可产生十分明显的影响。有报道说："背俞穴在正常情况下，可以促进和调整脏腑的生理功能，在病理状态下，又可以不同程度地促进脏腑机能恢复平衡。"

三焦是人体之气升降出入的通路，人体之气是通过三焦布散于五脏六腑、充沛于周身的。正如《中藏经·论三焦虚实寒热生死顺逆脉证之法第三十二》云："三焦者……总领五脏六腑，荣卫经络内外左右上下之气也。三焦通，则内外左右上下皆通也，其于周身灌体，和内调外，荣左养右，导上宣下，莫大于此者也。"因此用罐保健其功效可用"一通百通"来形容，而背俞穴的应用则是"一通百通"的关键枢纽。罐疗的保健作用，我还可用"千年之吻""气血通""净血器""人体疏通器""调节平衡器""启动器""加速器""功能充电器"等，来赞誉它的功效。

作者提示

《灵枢·顺气一日分为四时》曰："春生、夏长、秋收、冬藏，是气之常也，人亦应之。"作为保健，入秋调理一次，通过背部拔罐可以祛长夏之湿邪，也可以增强机体的抵抗力，预防感冒。中医认为"冬病夏治"，三伏天之暑伏调理一次，可祛除人体内的邪气，尤其是支气管哮喘、寒腿疼患者最宜。

作者提示

　　一拔三少，善亲善友。拔罐的过程也可以说是善亲善友的过程。作基本疗法，需要家庭成员互疗，互疗中可增进夫妻情、母女情、父子情，朋友间互疗可增加友情。通过"一拔"的动作，少得病，少花钱，少受罪，何乐而不为呢？

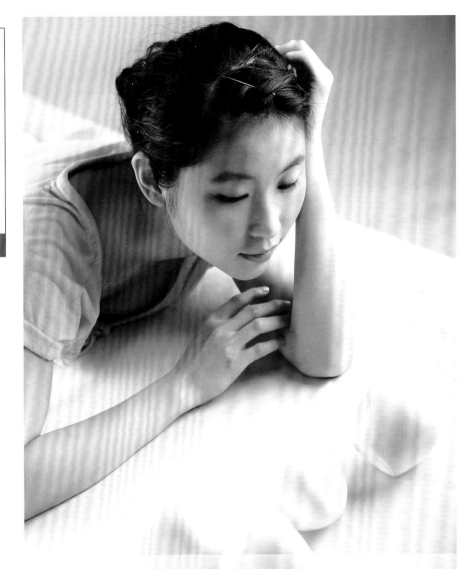

对于"美"的概念，仁者见仁，智者见智。我认为"美"，应该是以"健"为前提的，"健美"才是美，只有内外达成和谐，脏腑气血通畅充盈，面部皮肤自然美丽清通，任何一个爱美之人均可通过罐疗的调理，轻松地达到"健与美"的效应。

基本疗法的3种
排罐方法

在做基本疗法时，可根据不同体质，选择不同的排罐方法。

脊柱排罐法

脊柱排罐法,一般很少用,因一般在进行调理前,已做过罐诊,不必重复。只是在做疗程时,有个别虚证体质者,则通常和膀胱经排罐法进行交替使用。

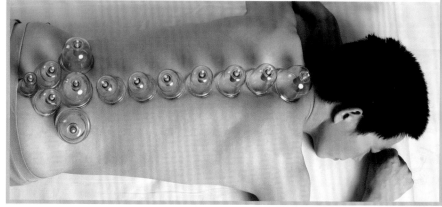

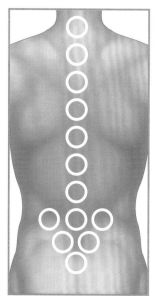

作 者 提 示

拔罐疗法与其他经络疗法相比，基本属于"泻"法。三种排罐方法相比较，脊柱排罐法相对属"补"。这种排罐适宜虚证者、儿童、老人使用。但椎间盘突出者，不宜使用此法。

罐疗中不可擅自增加罐具数量。"基本疗法"即整体调理后，再做配穴治疗。治疗效果绝非罐具数量所决定。

膀胱经排罐法

膀胱经排罐法适用于多数人群。

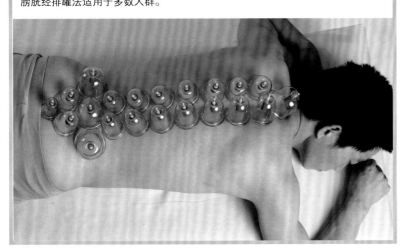 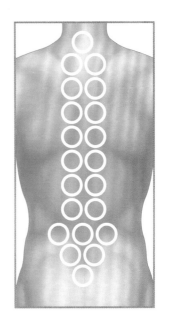

 ## 背部综合排罐法

背部综合排罐法与膀胱经排罐法相比，属"重泻"法，此法适合相对体壮阳亢者。

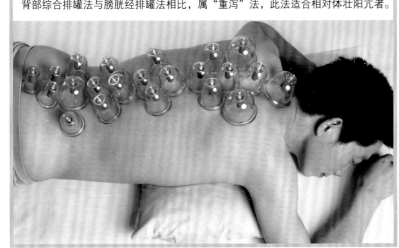 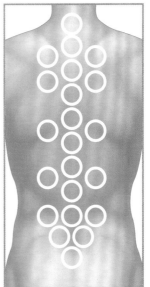

基本疗法
全图解

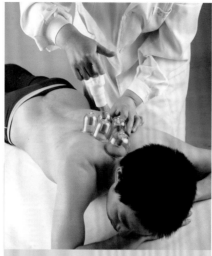

步骤一：选1号大罐扣拔大椎穴部位。

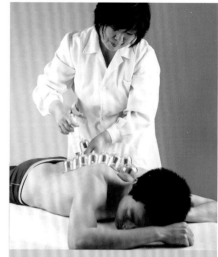

步骤三：沿膀胱经依次往下排列。

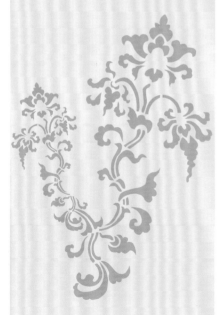

步骤二：从左到右、从上到下依次排列。

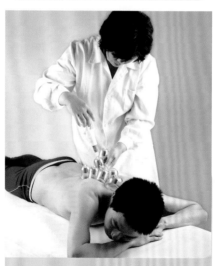

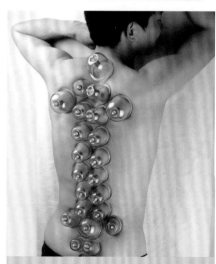

步骤四：需迅速完成膀胱经排列（约30~60秒），完成后需计时。

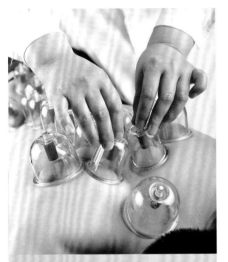

步骤五：提拉阀杆，将所有罐全部放气降压后开始起罐。

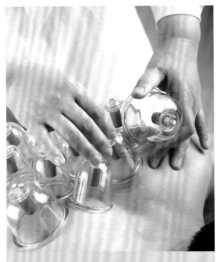

步骤七：一只手按住皮肤、另一只手将罐"倾斜"起罐。

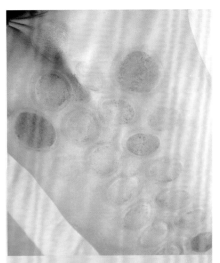

步骤九：起罐后，施术者站在被施术者侧面。

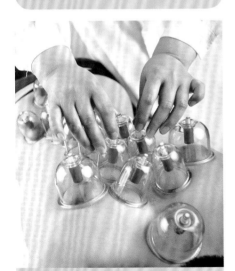

步骤六：仍从上到下、从左到右起罐。

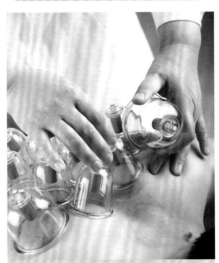

步骤八：不要垂直起罐，以防损伤表皮，并可减少疼痛。

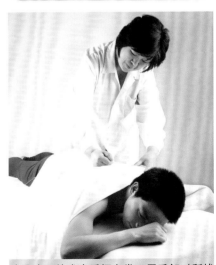

步骤十：施术者手握空拳，用手部对所拔部位，给予适度按揉，加强活血化瘀的功效，放松腠理，以防肌肉粘连或板结。

罐疗中需要注意些什么

罐疗法中的"基本疗法"适用于一切亚健康人群，进行自疗、互疗及家庭保健。一天中只能拔一次，不可多次。危重病人不宜。器质性患者慎用或不宜做"基本疗法。"

罐疗10大注意事项

①患有急性炎症者、器质性病变者，不宜以罐疗为主，可采用药物治疗为主，罐疗为辅的治疗原则。

②虚证体质者、老人、儿童，应采用补疗法*：5～7天为1疗程，休息5～7天，接第2疗程。实证体质者采用泻疗法*：7～10天为1疗程，休息3～5天，接第2疗程，直至无颜色止。

③罐疗的时间为5~10分钟，罐拔上后开始计时，7分钟后须放气醒罐。

④拔罐时，若骨骼凸凹不平，毛发较多的部位均使用面垫法。

⑤饭后不足1小时者不宜拔罐。

⑥罐疗后1小时可以洗热水澡；洗热水澡后，进行罐疗也可以。二者没有严格的要求，可根据情况灵活掌握。所要提醒的是：罐疗后应根据不同季节、不同地域、不同时间适当穿衣戴帽，特别要注意对背部大椎穴和腹部保暖。

⑦拔罐时要注意躲避风口，夏季拔罐禁止吹风，扇扇子。

⑧遇刮大风、下大雨天气，不宜开穴，古有"刮风下雨不拔罐"之说。

⑨拔罐后应在所拔部位进行按揉，以辅助加强活血化瘀的效果，切记不可用掌心按揉。

⑩拔罐后应让患者喝杯温热水（50℃～60℃），以助排"毒"。严禁拔罐后饮凉水、食冷物等，休息片刻后方可让其离开。

⑪罐医本人工作后需用温水洗手，忌用凉水。

罐疗中的禁忌

①患有严重的心脏病、心律不齐者，禁做基本疗法，可在局部或下肢使用单罐，进行局部治疗。

②高血压、心脏病患者慎用"基本疗法"。原发性高血压患者不宜单纯使用罐疗法降压，可配合其他疗法降压。

③心脏搭桥术者禁用"基本疗法"。

④肾功能不全者、醉酒者都应禁止做基本疗法。

⑤虚证体质者经期禁用。若在经期拔罐会使经水增多。如果属于血瘀者、痛经者、闭经者则适宜拔罐。施术时注意区分。

⑥妊娠期、哺乳期者禁拔，眼部禁拔。

⑦癌症患者禁用。

⑧精神病患者禁用，但如属于精神抑郁症患者能够配合治疗，可采用拔罐疗法配合心理疗法施术。

⑨血液病患者慎拔，贫血者不拔，尤其是血小板低的患者，不宜拔罐。皮肤病患者，"澳抗"阳性患者须专罐专用。

⑩民间有"拔罐子拔肚脐——撮死"的歇后语，肚脐即"神阙"，无经验者禁拔，以免出现事故。而减肥则需配穴使用。

⑪拔罐年龄限制：10岁以下儿童禁拔"基本疗法"，70岁以上老人慎拔。10岁以下儿童可采用捏脊背或推膀胱经的方法，调整脏腑功能；70岁以上老人宜采用适度的拍打膀胱经的方法，以振奋经络，活动脏腑。

罐疗中会出现下列异常现象

①拔罐过程中有时个别部位会出现起血疱、水疱。若在规定时间内出疱（10～15分钟），属于病理现象。出水疱提示体内有寒湿、湿热；血疱提示体内有热毒。若超出规定时间（15分钟）以上出疱，是由于皮肤承受负压有限，时间长了就会起疱，属于生理现象，二者要严格区分。

②有些人在做过基本疗法后，会出现打嗝、放屁、大小便增多（排宿便），均属正常现象，不必担心。这些现象均为"通"的表现，连续治疗后，反应会自然消失。

③拔罐后有个别人会出现刺痛现象，属正常反应（实证患者较为多见）；个别患者有瘙痒现象也属正常，连续拔罐几天后这些现象会自然消失。

④慢性病患者在治疗过程中，可能会出现病情相对加重或反复的情况，也属正常现象，可继续治疗，连续几个疗程后，病情自然会减轻。

⑤拔罐过程中，若出现各种不适，应立即停止拔罐，并提拉阀杆放气。之后需让患者平卧，饮温开水或糖水，休息片刻，都能好转。但晕罐严重者，需采取急救措施。

⑥风湿病患者，拔出水汽、血疱，自觉轻松，但"拔像"从外观上甚"难看"，不必担心惊恐。"病邪"藏内才应有惊恐之理，而"病邪"拔出体外，必有"阴邪"显现之像。

作 者 提 示

处理水疱和血疱的方法：用75%的医用酒精，对患者出疱部位、医者的手、针进行常规消毒，将消毒好的针，从疱的根部刺破穿透，用卫生棉球擦拭；然后用少量的龙胆紫或消炎粉涂于患处，待下次治疗时，患者此处会有疼痛，罐口可避开此处。若由病理反映出现的水疱、血疱现象，罐口可继续作用于此处，连续出疱几天后，出疱现象会自减。若再次出疱，仍按以上方法处理。

* 补疗法参照61页罐疗法中的"补罐法"
* 泻疗法参照61页罐疗法中的"泻罐法"

11种
常用罐疗手法

走罐法

又称"滑罐法"，多用于病灶面积较大，肌肉丰厚的部位。先在该部位擦上一层按摩油或凡士林，选择适当的罐（多选中等型号），将罐吸上后，左手紧按扣罐部位上端的皮肤，使之绷紧，右手拉罐向下滑移，沿经行走，以皮肤潮红为度。具有通、泻、清热之功。

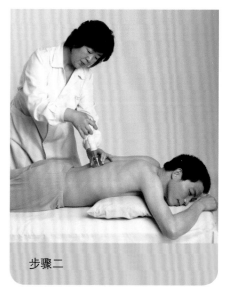

步骤二

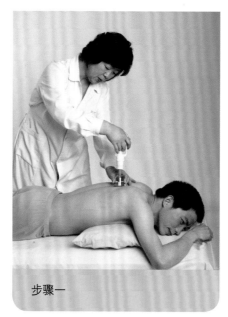

步骤一

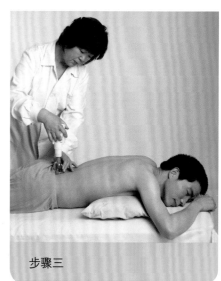

步骤三

留罐法

将罐停留在所拔部位或循经留罐。一般留罐时间为5~15分钟为宜，以7分钟为最佳。具有温经作用，故又称"温罐法"。

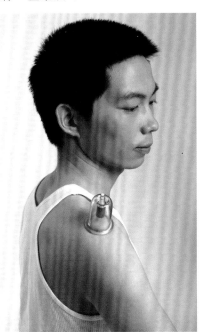

闪罐法

将罐拔住后迅速取下，然后再拔上、取下，反复多次直至皮肤潮红。因闪罐时发生声响，故又称为"响罐法"。常用于头面部，以微红为度，具有和解局部瘀、重、酸之功。

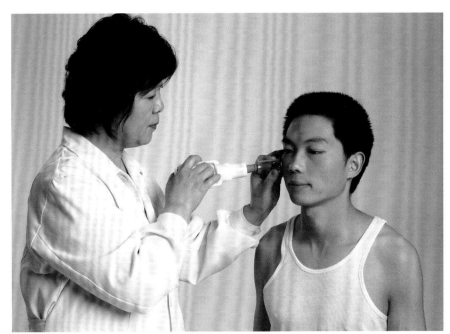

提罐法

先将罐吸拔于皮肤上，然后将罐上提，拉动皮肤，再恢复原状，这样反复、轻柔、均匀地来回提拉多次，至皮肤出现瘀血为止。提罐法是为了增强治疗效果，加强对皮肤和穴位的刺激，促进血液循环。有收、放、散的作用。

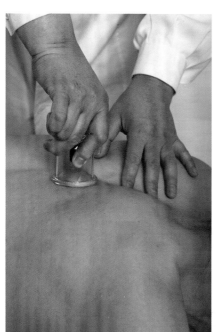

摇罐法

摇即旋，故又称为"旋罐法"。顺时针摇为补，逆时针摇为泻。

先将罐拔在皮肤上，然后均匀而有节奏地摇动吸拔在皮肤上的罐。摇罐时应注意用力柔和，速度不宜过快，摇动的角度要适宜。

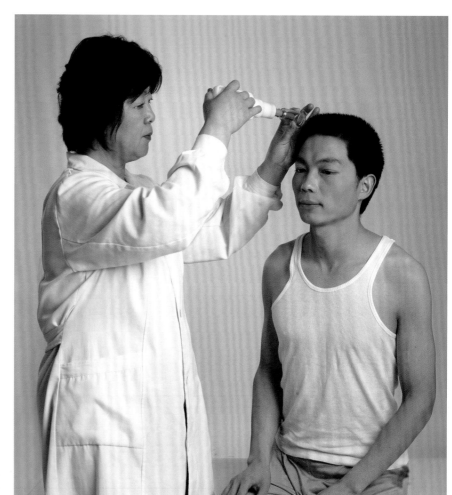

刺络法

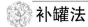

用三棱针或皮肤针（依病性病位而选择）在所选穴位（视病情而定）皮肤上进行点刺，用罐拔出血来，此法有祛瘀生新、止痛止痒的作用。适宜实证、瘀证、痛证。

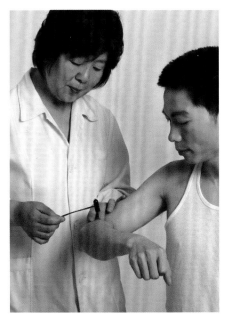

作者提示

夏季蚊虫叮咬，用罐拔出"毒液"，有立效止痒之功。

刺络时严格消毒，防止交叉感染。

补罐法

时间短（5~7分钟），负压小（提拉2~3下），疏排罐（排罐间距拉大）。此法适用于虚证体质者、儿童及老人。

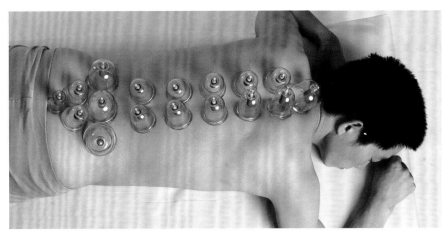

泻罐法

时间长（10~15分钟），负压大（提拉4~5下），密排罐（排罐间距紧密）。此法适用于实证体质者及青壮年者。

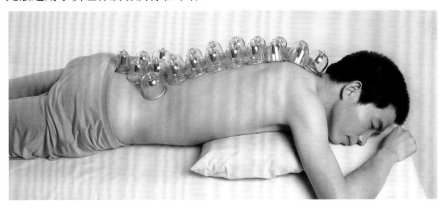

药罐法

是拔罐与药物疗法结合在一起使用的一种治疗方法。操作方法：将竹罐或木罐放入煎好的中药（可根据病情灵活选择）中，煮10分钟左右（一般可根据药性决定煮沸时间），再用镊子或筷子将罐夹出，迅速用干净的干毛巾捂住罐口，趁热迅速将罐扣在所选部位，手持竹罐稍加按压约半分钟，使之吸牢即可。也可以将抽气罐打一孔，将孔用橡皮胶塞紧，令针头插入，然后将少许药液推进罐内温之，待起罐时毛孔未闭，迅速将药液吸收。

注：所用药液需有国家批准药号，不得擅自给药。

面垫法

用少许食用面粉合成软硬适中的面团，将面团搓成条状把罐口围住，起黏合和密封作用，适合于凹凸部位的拔罐。食用面粉无毒、卫生，严禁使用添加化工颜料的橡皮泥类的材料。

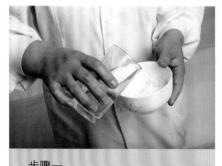

步骤一

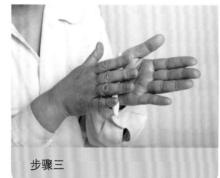

步骤三

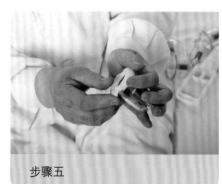

步骤五

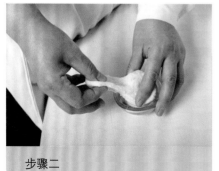

步骤二

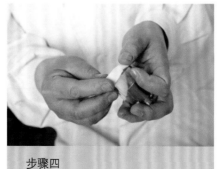

步骤四

步骤六

时间疗法

人与天地相参，与日月相应

　　人的生活要与自然界中的日月同步，此源于中医典籍《黄帝内经》中关于"人与天地相参，与日月相应"的记载，其中还有"四时阴阳者，万物之根本也"的记载，都是告诫我们要随着大自然的变化生活与养生。

　　古人用十二地支把一日分为十二时辰：子时、丑时、寅时、卯时、辰时、巳时、午时、未时、申时、酉时、戌时、亥时。随着十二个时辰的变化，人体的气血盛衰也会随着时间的改变而发生改变。

时间疗法：即子午流注

　　罐疗使用时间疗法是将机体的气血循环，随时间的不同，定时开穴，以调阴阳。此法在家庭自疗时使用比较方便。列表如下：

时间	时辰	经脉
23～1	子时	胆经
1～3	丑时	肝经
3～5	寅时	肺经
5～7	卯时	大肠经
7～9	辰时	胃经
9～11	巳时	脾经
11～13	午时	心经
13～15	未时	小肠经
15～17	申时	膀胱经
17～19	酉时	肾经
19～21	戌时	心包经
21～23	亥时	三焦经

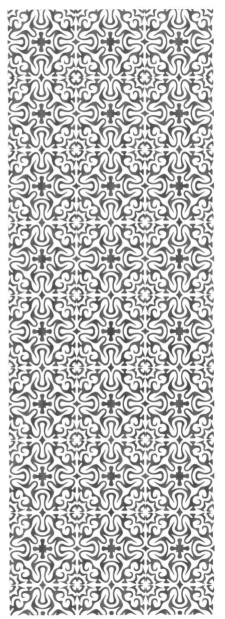

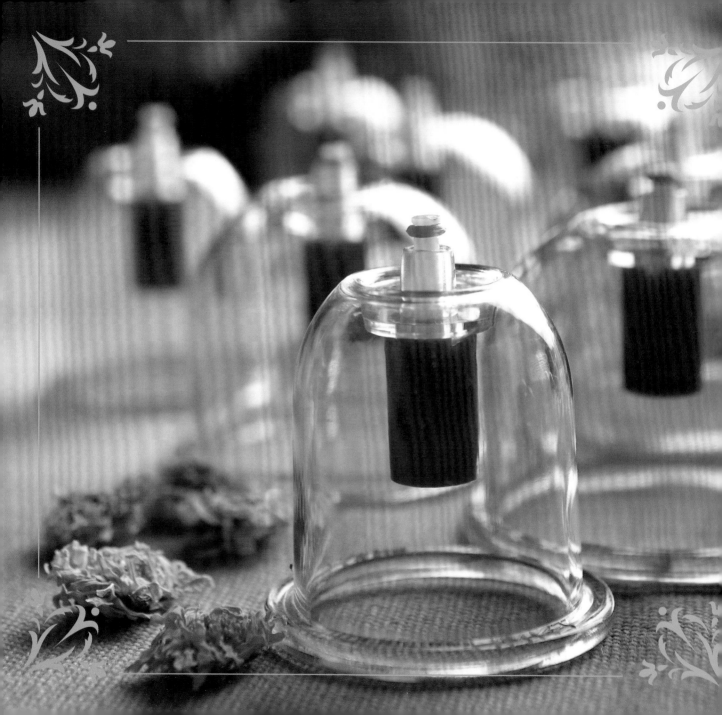

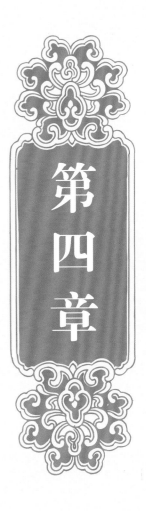

第四章

常见病罐疗罐保健

拔罐疗法是传统中医常用的一种治疗疾病的方法，这种疗法可以逐寒祛湿、疏通经络、祛除瘀滞、行气活血、消肿止痛、拔毒泻热，具有调整人体阴阳平衡，解除疲劳、增强体质的功能，从而达到扶正祛邪，治愈疾病的目的。古典医籍认为：人类疾病原因有外因、内因、不内外因。外感六淫——『风寒暑湿燥火』是重要的致病因素，而拔罐可祛除风、寒、湿、热、毒等病邪，达到平衡阴阳、通畅气血的目的。所以，许多疾病都可以采用拔罐进行治疗。

常见病的治疗手法有很多，比如寒凉病人选火罐、灸法；虚证病人配以罐泻灸补、砭石烫熨；里证配针；瘀证、痛证选刺络放血，只要选择合适的疗法，就会很快解除病痛。

常见不适
十分钟
"一拔了之"

风寒感冒

感冒又称伤风、冒风，是风邪侵袭人体所致的常见外感疾病。全年均可发病，尤以春季、冬季多见。感冒分为风寒感冒、风热感冒、暑湿感冒，其中风寒感冒多用拔罐疗法以辛温解表。风寒感冒是由大家常说的"着凉了"引起，症状多见鼻塞、喷嚏、咳嗽、头痛、畏寒、低热、无汗等，以流涕为特征。风热感冒则以咽痛为特征。

罐疗穴位

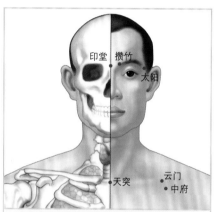

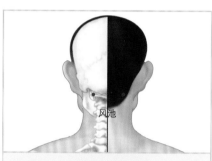

风池穴 位于项部，当枕骨之下，与风府穴相平，胸锁乳突肌与斜方肌上端之间的凹陷处。

印堂穴 位于前额部，当两眉头间连线与前正中线之交点处。

天突穴 位于颈部，当前正中线上胸骨上窝中央。

云门穴 位于胸前壁的外上方，肩胛骨喙突上方，锁骨下窝凹陷处，距前正中线6寸。

中府穴 位于胸前壁外上方，云门穴下1寸，前正中线旁开6寸，平第1肋间隙处。

攒竹穴 位于面部，当眉头陷中，眶上切迹处。

太阳穴 眉梢与目外眦连线中点外开1寸的凹陷处。

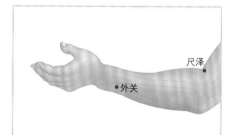

外关穴 位于前臂背侧，当阳池与肘尖的连线上，腕背横纹上2寸，尺骨与桡骨之间。

尺泽穴 位于肘横纹中，肱二头肌腱桡侧凹陷处。

罐疗保健法

将少许润滑油涂抹于背部，沿督脉和膀胱经自上而下走罐，以皮肤微红为度；做基本疗法5~10分钟。

在风池、外关穴留罐5~10分钟。

流涕者加攒竹、印堂、太阳穴闪罐。

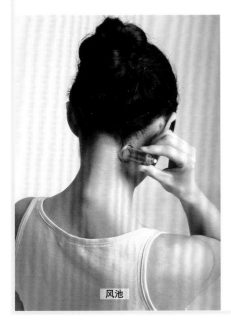

风池

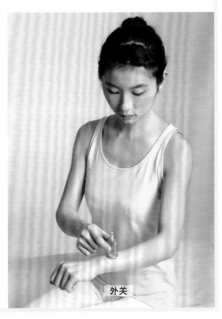

外关

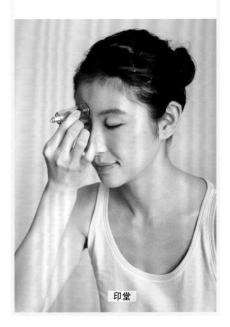

印堂

咽痛者加天突、尺泽穴留罐5~10分钟，配云门、中府穴留罐5分钟。

作者提示

　　罐疗治风寒感冒，先要找督脉和膀胱经，也就是后背正中的一条线以及其左右并排的两条线。后背正中称为督脉，此处为全身阳气聚集之处，人体受寒后很容易阳气闭塞，拔这里可疏通经络；外邪伤人首先侵犯的是体表，督脉左右各有一条线，是膀胱经，是主表的，拔这里可解表；风池有通利官窍之功，外关有清热解表之功，攒竹、印堂、太阳穴都是头部的穴位可清头明目，天突、尺泽穴可宣通肺气。需要注意的是，走罐是针对实证患者，虚者不走罐。大量实践证明，连续做2~3天，一般感冒有"立竿见影""事半功倍"之效，仅此一举，学生不耽误上学、考试，家长不耽误上班。

头痛

　　头痛，为常见病证，急慢性疾病中均会涉及，肝阳上亢、气血亏虚、瘀血阻络等原因均会引起头痛。但头痛并伴有呕吐者，应警惕是否有颅内出血等情况，非罐疗所能及，应及时去医院检查、治疗。

罐疗穴位

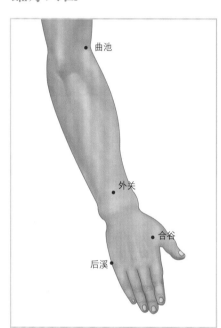

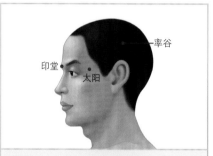

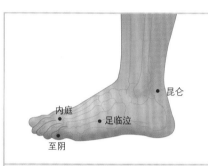

太阳穴　眉梢与目外眦连线中点外开1寸的凹陷处。

印堂穴　位于前额部，当两眉头间连线与前正中线之交点处。

率谷穴　位于头部，当耳尖直上入发际1.5寸。

昆仑穴　位于外踝后方，当外踝尖与跟腱之间的凹陷处。

内庭穴　位于足背第2、第3趾间缝纹端。

足临泣穴　位于足背外侧，当足4趾关节的后方，小趾伸肌腱的外侧凹陷处。

至阴穴　足小趾外侧趾甲角旁0.1寸。

合谷穴　位于手背，第1、第2掌骨之间，第2掌骨桡侧的中点。

外关穴　位于前臂背侧，当阳池与肘尖的连线上，腕背横纹上2寸，尺骨与桡骨之间。

曲池穴　位于肘区，在肘横纹外侧端与肱骨外上髁连线中点。

后溪穴　位于手部，第5指掌关节后尺侧的近端掌横纹头赤白肉际处。

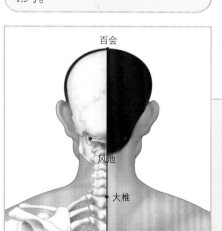

风池穴　位于项部，当枕骨之下，与风府穴相平，胸锁乳突肌与斜方肌上端之间的凹陷处。

百会穴　位于头顶部，发际正中直上5寸，头顶正中线与两耳尖连线的交点处。

大椎穴　位于背部，第7颈椎棘突下凹陷中。

罐疗保健法

将少许润滑油涂抹背部，沿督脉和膀胱经自上而下走罐，以皮肤微红为度；然后做基本疗法5~10分钟。

配合谷、大椎穴留罐5~10分钟。在太阳、印堂穴闪罐。

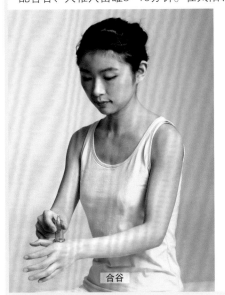

合谷

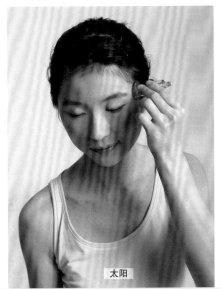

太阳

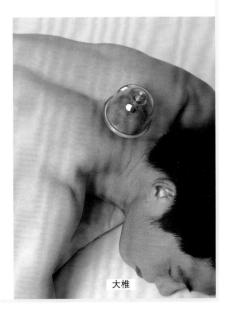

大椎

风寒头痛加外关留罐。
风热头痛加曲池留罐，此穴可刺络放血。
后头痛加昆仑、后溪、风池穴留罐。
前头痛加印堂、内庭穴留罐。
偏头痛加率谷、外关、足临泣穴留罐。
头顶痛加百会、至阴、后溪留罐。

作者提示

　　合谷属手阳明大肠经，此经从手出发，沿着手臂外侧，终止于头面部的迎香穴。中医临床治疗有"面口合谷收"之说，也就说头痛、咽喉疼痛、牙痛等头面部疾病，均可通过合谷穴治疗。太阳穴为"经外奇穴"，是人头部的重要穴位，在该穴进行闪罐，对缓解头痛很有效。大椎穴为手足六条阳经与督脉的交会穴，督脉有统领人体一身阳气之功，号称"阳经之海"，因此在大椎穴拔罐可散风清热、疏通经络、行气活血，是人身之大穴，可增强身体抵抗力。

咳 嗽

咳嗽症状非常常见，是因外感六淫，脏腑内伤，影响于肺所致的有声有痰之证。中医认为：有声无痰为咳，无声有痰为嗽，有声有痰为咳嗽。治疗时外感咳嗽以祛邪宣肺为主，内伤咳嗽以调理脏腑气血为主。

罐疗穴位

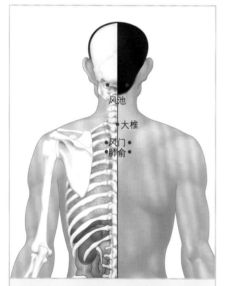

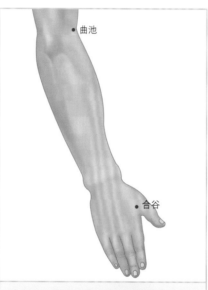

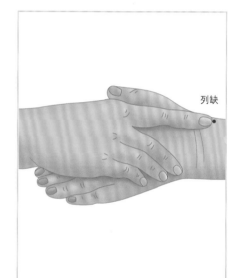

大椎穴 位于背部，第7颈椎棘突下凹陷中。

风门穴 位于背部，当第2胸椎棘突下，旁开1.5寸。

风池穴 位于项部，当枕骨之下，与风府穴相平，胸锁乳突肌与斜方肌上端之间的凹陷处。

肺俞穴 位于背部，第3胸椎棘突下旁开1.5寸。

合谷穴 位于手背，第1、第2掌骨之间，第2掌骨桡侧的中点。

曲池穴 位于肘区，在肘横纹外侧端与肱骨外上髁连线中点。

列缺穴 位于桡骨茎突上方，腕横纹上1.5寸，当肱桡肌与拇长展肌腱之间。

罐疗保健法

将少许润滑油涂抹背部，沿督脉和膀胱经自上而下走罐，以皮肤微红为度，然后做基本疗法5~10分钟。

风寒咳嗽配大椎、风门、风池、肺俞、列缺穴，留罐5~10分钟。
风热咳嗽配大椎、风池、曲池、肺俞、列缺、合谷穴，留罐5~10分钟。

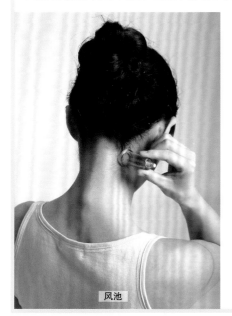

风池

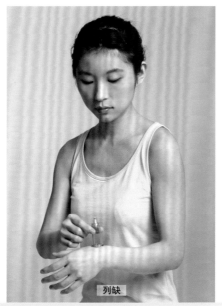

列缺

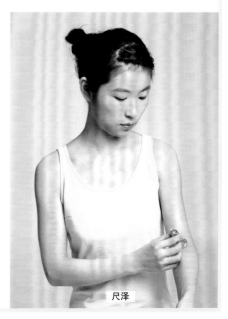

尺泽

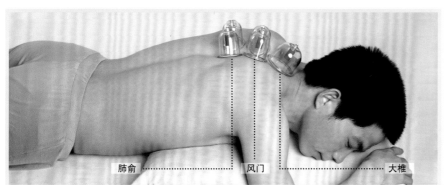

肺俞　　　风门　　　大椎

作者提示

　　凡在"基本疗法"中含有的穴位，可不必再度使用。列出众多穴位，是在没有条件做"基本疗法"时，可选择单穴治疗。

落 枕

落枕多表现为晨起突感颈后部，上背部疼痛不适，以一侧为多，或有两侧都痛者，或一侧重，一侧轻。落枕的常见发病经过是入睡前并无任何症状，晨起后却感到项背部明显酸痛，颈部活动受限。这说明病起于睡眠之后，与睡枕及睡眠姿势有密切关系。特别提醒，经常落枕者可考虑是否有颈椎病，甚至是心脑血管病证的前兆。特别是患有"三高"症者，当以警觉为重。

罐疗穴位

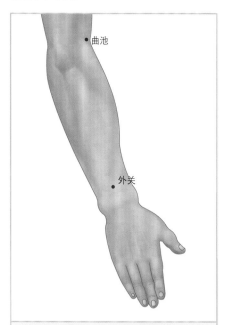

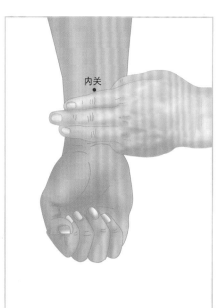

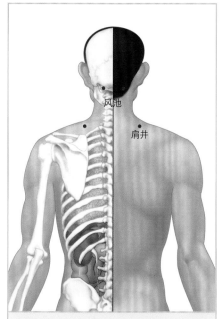

曲池穴 位于肘区，在肘横纹外侧端与肱骨外上髁连线中点。

外关穴 位于前臂背侧，当阳池与肘尖的连线上，腕背横纹上2寸，尺骨与桡骨之间。

内关穴 位于前臂正中，腕横纹上2寸，在桡侧腕屈肌腱与掌长肌腱之间。

肩井穴 位于肩上，前直乳中，当大椎穴与肩峰端连线的中点上。

风池穴 位于项部，当枕骨之下，与风府穴相平，胸锁乳突肌与斜方肌上端之间的凹陷处。

罐疗保健法

将少许润滑油涂抹于背部，沿督脉和膀胱经自上而下走罐，以皮肤微红为度；然后做基本疗法5~10分钟。

在曲池、肩井穴摇罐放血，沿肩胛骨缝密排罐。

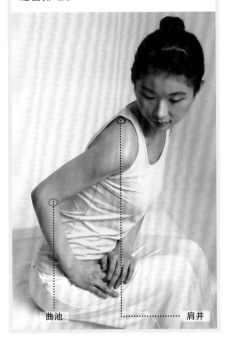

曲池　　　　　　　肩井

配风池、内关穴、外关穴，留罐5~10分钟。

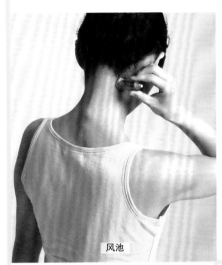

风池

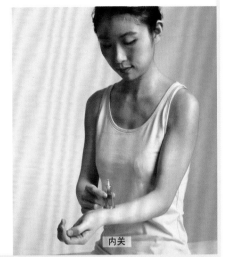

内关

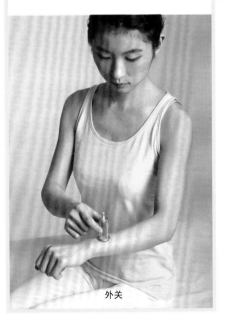

外关

作者提示

罐疗中经常用到的走罐法具有通经活络、驱风祛寒之功，在"痛点"摇罐，可有效缓解由于落枕引起的颈项不适；肩井穴属于足少阳胆经，是肩颈部的一个重要穴位，常用来治疗落枕。对肩井穴拔罐可以疏通肩颈的经络，缓解肩颈部的不适。古有"拿肩井不愁气血不通"之说。

呃 逆

呃逆俗称打嗝，是一种常见的生理现象，由膈肌痉挛收缩而引起，一般病情不重，可自行消退。但也有持续时间较长的，成为顽固性呃逆。引起呃逆的原因有如下几点：①生气后使肝气犯胃；②饮食过急，或饮食时说话嬉笑，凉气冲胃；③过食生冷使胃中寒冷；④病久脾胃阳虚；⑤病后胃阴不足等，均会使胃气上逆发生此症。伴有阳虚胃痛者拔罐后可服姜汁水以温中驱寒；肝气犯胃，胃阴不足者，可喝煮萝卜汤、喝红薯粥、糯米汤、红枣粥等。

罐疗穴位

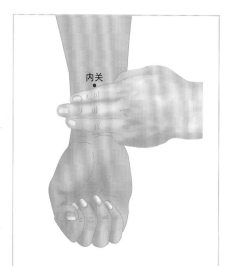

内关穴 位于前臂正中，腕横纹上2寸，在桡侧腕屈肌腱与掌长肌腱之间。

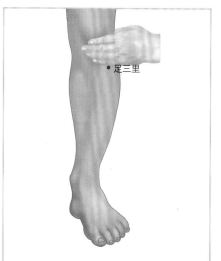

足三里穴 位于小腿前外侧，当外膝眼下3寸，胫骨前嵴外1横指处。

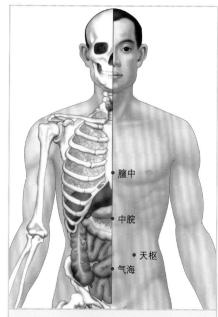

膻中穴 位于胸部，在体前正中线，两乳头连线之中点。

中脘穴 位于上腹部，前正中线上，脐中上4寸。

天枢穴 位于腹中部，脐中旁开2寸。

气海穴 位于下腹部，脐下1.5寸。

罐疗保健法

将少许润滑油涂抹背部，沿督脉和膀胱经自上而下走罐，以皮肤微红为度；然后做基本疗法5~10分钟。

配膻中、中脘、章门、天枢、公孙、气海、内关、足三里穴，留罐5~10分钟。

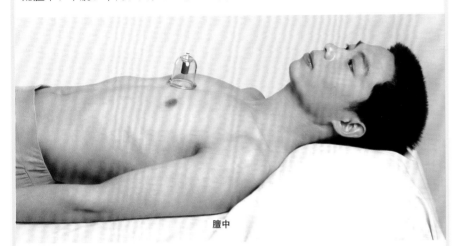

膻中

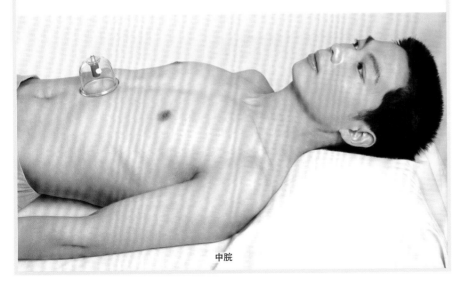

中脘

作 者 提 示

呃逆的治疗原则以"理气降逆"为主。李女士因情志所伤，呃逆不止，病有8年之久；罐诊后发现其"肺"晦紫色瞬间退为枣红色、"心"呈枣红色、"脾"呈红色、"胃"呈白色、"肝"血虚、"下焦"呈白色；其脏腑映象表现为肝气横逆、肝脾不和、上实下虚。故采用疏肝降逆为主的治疗原则，用走罐加基本疗法，配中脘、膻中、章门、足三里、涌泉等穴交替使用。罐疗1次后呃逆现象立减，3个疗程后痊愈。全家人皆大欢喜。此类患者，行罐后，放屁多，属正常。

疖 肿

　　疖肿是毛囊被细菌感染后形成的较大块的红色肿物。中医认为疖肿多由皮肤不洁，邪毒侵入，或多食辛热厚味，脏腑蕴热，毒热内发而形成，属于疮疡热证，所以又称"热疖"。细小如钉而反应较重的疖子，则称为"疔疮"。疖子以头、面、颈、背、臀等处最为多见；疔疮主要见于颜面及手指、足趾。以清热解毒为治疗原则。

罐疗穴位

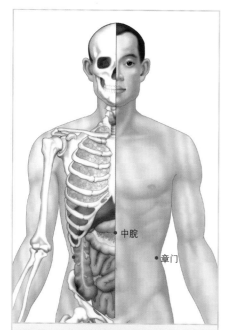

中脘穴　位于上腹部，前正中线上，脐中上4寸。

章门穴　位于腹侧，腋中线第11肋骨端稍下处，屈肘合腋时，当肘尖尽处。

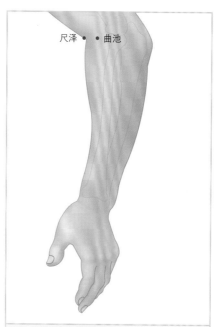

尺泽穴　位于肘横纹中，肱二头肌腱桡侧凹陷处。

曲池穴　位于肘区，在肘横纹外侧端与肱骨外上髁连线中点。

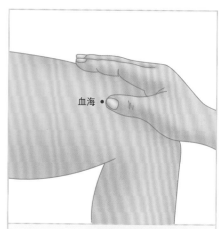

血海穴　位于大腿内侧，髌底内侧端上2寸，当股四头肌内侧头的隆起处。

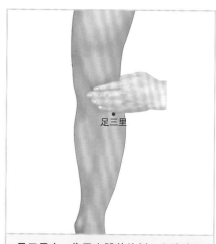

足三里穴　位于小腿前外侧，当外膝眼下3寸，胫骨前嵴外1横指处。

罐疗保健法

将少许润滑油涂抹背部，沿督脉和膀胱经自上而下走罐，以皮肤微红为度；然后做基本疗法5~10分钟。用三棱针在疖肿中央部位轻轻点刺，点刺前使用75%医用酒精消毒，包括医者手、针、患部。再用罐拔出脓血，并对伤口做防感染处理。

配尺泽、曲池（点刺）、血海（点刺）、中脘、章门、足三里（点刺），留罐5~10分钟。

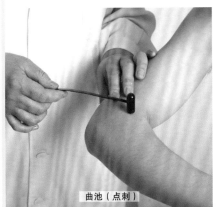

曲池（点刺）

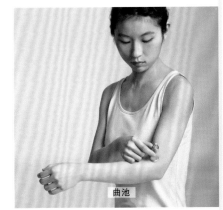

曲池

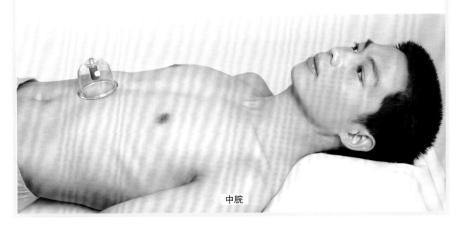

中脘

作 者 提 示

　　此类患者实证者较多。虚证患者放血隔日1次，不可连续放血，以防伤正。刺络拔罐不适宜应用于面部疖肿；在鼻翼周围起的疖肿，绝对不能用手挤压，因鼻根至两侧口角称面部"三角区"，此区静脉与颅内的海绵窦相通，必须严防细菌顺血流入颅内，造成严重感染。切记！

　　严重皮肤感染已经引起发热者，应配合西医抗生素治疗。

麦粒肿

麦粒肿俗称针眼，是指睑板腺或睫毛毛囊周围的皮脂腺受葡萄球菌感染所引起的急性化脓性炎症。以局部红肿、疼痛，出现硬结及黄色脓点为主要临床表现。中医学认为此病多与脾胃心经有关，多因过食辛辣燥品等，脾胃蕴积热毒上攻于目或心火上炎、外感风热所致。

罐疗穴位

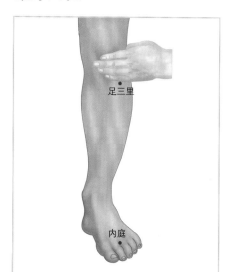

足三里穴　位于小腿前外侧，当外膝眼下3寸，胫骨前嵴外1横指处。

内庭穴　位于足背第2、第3趾间缝纹端。

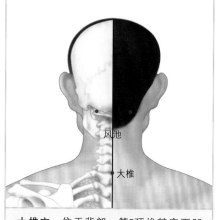

大椎穴　位于背部，第7颈椎棘突下凹陷中。

风池穴　位于项部，当枕骨之下，与风府穴相平，胸锁乳突肌与斜方肌上端之间的凹陷处。

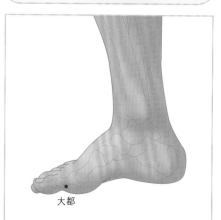

大都穴　位于足内侧缘，当足大趾本节（第1跖趾关节）前下方赤白肉际凹陷处。

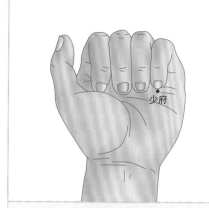

少府穴　位于手掌面，第4、第5掌骨之间，握拳时，当小指尖处。

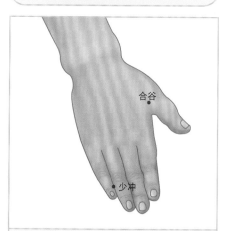

合谷穴　位于手背，第1、第2掌骨之间，第2掌骨桡侧的中点。

少冲穴　位于小指末节桡侧，距指甲角0.1寸。

罐疗保健法

做基本疗法5~10分钟。

配大椎、合谷、内关、足三里、公孙穴，留罐5~10分钟。

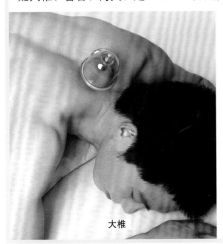

大椎

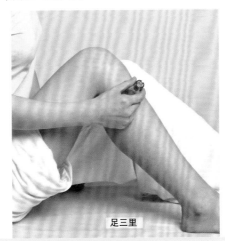

足三里

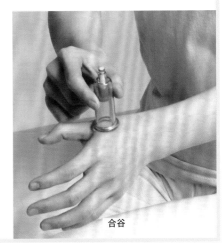

合谷

针对脾胃：内庭、大都穴刺络放血。

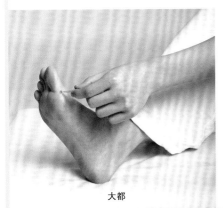

大都

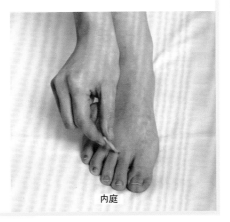

内庭

针对心火：少冲、少府穴刺络放血后拔罐。针对外感风热：大椎穴刺络放血后拔罐。

作者提示

千万不要用手挤压或用没有消过毒的针去挑肿物，因为面部有丰富的淋巴管和血管网，直接挤压后很容易引起后果严重的海绵窦炎或脑膜炎等。麦粒肿在初期可每小时用温热毛巾压住感染部位20分钟，以改善疼痛症状。这种局部热敷的方法，可以促进化脓，轻的炎症可在热敷后消失。

胃痛

　　胃痛又称胃脘痛，是指胃或心下部位疼痛。发生的常见原因有寒邪客胃、饮食伤胃、肝气犯胃和脾胃虚弱等。胃痛发生的病机分为虚实两端，实证为气机阻滞，不通则痛；虚证为胃腑失于温煦或濡养，失养则痛。治疗胃痛，首应辨其疼痛的虚、实、寒、热性质及病在气、在血，然后审证求因，给予恰当的治疗。

　　新病暴痛，痛势急迫而痛处拒按者多属实证；久病痛缓，病势绵绵而痛处喜按者，多属虚证；寒证疼痛，喜温熨热饮，遇寒则疼增；热证疼痛，喜凉畏冷饮，遇热则痛剧；以胀痛为主，或痛引胸胁，疼痛每因情志变化而增减，此多为气滞；痛处固定不移，多为刺痛者，常属久病血瘀；若烦热似饥，舌红无苔或少津者，多属胃阴不足之证。

　　早期肝硬化者，也表现出胃痛，内出血者也会有胃痛，当慎重对待，不要误诊误治。

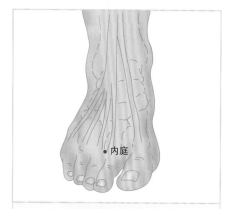

内庭穴　位于足背第2、第3趾间缝纹端。

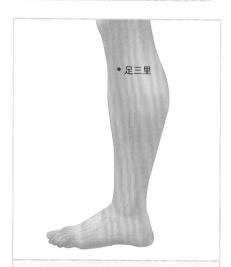

足三里穴　位于小腿前外侧，当外膝眼下3寸，胫骨前嵴外1横指处。

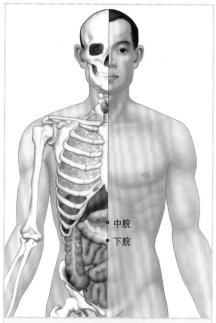

中脘穴　位于上腹部，前正中线上，脐中上4寸。

下脘穴　位于人体的上腹部，前正中线上，当脐中上2寸。

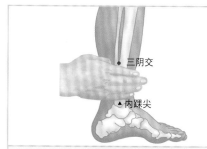

三阴交穴　位于小腿内侧，当足内踝尖上3寸，胫骨内侧缘后方。

罐疗保健法

做基本疗法5~10分钟。

取中脘、下脘、足三里、三阴交穴留罐5分钟。可配章门、期门、日月、神阙、天枢、关元、气海穴留罐。

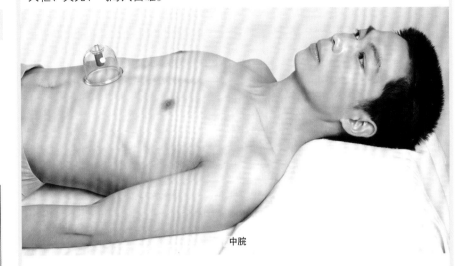

中脘

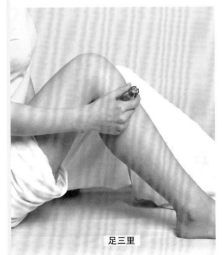

足三里

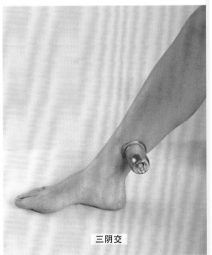

三阴交

点按里内庭穴，有奇效。

胃痉挛

胃痉挛就是胃部肌肉抽搐，主要表现为上腹痛、呕吐等。中医学认为胃痉挛为寒邪客胃、饮食不节、情志失调、肝气郁结、素体阴虚，又复感外寒而致病，以疏通经络、除湿散寒、运行气血、调理脾胃为治疗原则。点按里内庭穴有奇效。除拔罐外，配灸关元、气海、中脘，或敲打足三里，或用热水袋温熨中脘、神阙，都是自我调理的有效手段。

罐疗穴位

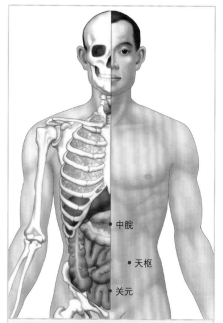

中脘穴　位于上腹部，前正中线上，脐中上4寸。

天枢穴　位于腹中部，脐中旁开2寸。

关元穴　位于下腹部，当脐下3寸。

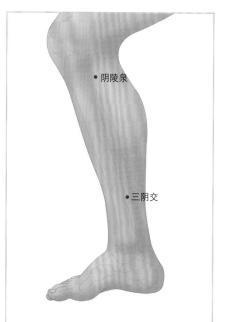

阴陵泉穴　位于小腿内侧，胫骨内侧髁后下方凹陷处。

三阴交穴　位于小腿内侧，当足内踝尖上3寸，胫骨内侧缘后方。

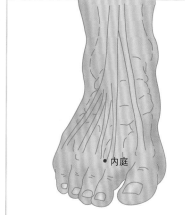

内庭穴　位于足背第2、第3趾间缝纹端。

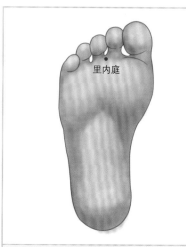

里内庭穴　位于足底第2、第3趾间，与内庭穴相对处。

罐疗保健法

做基本疗法5~10分钟。

取中脘、章门、天枢、三阴交、关元穴，留罐5~10分钟。

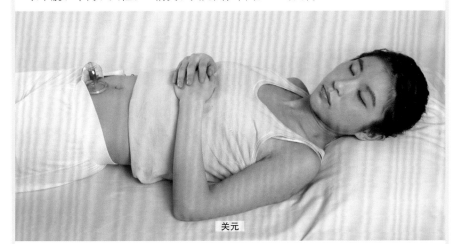

关元

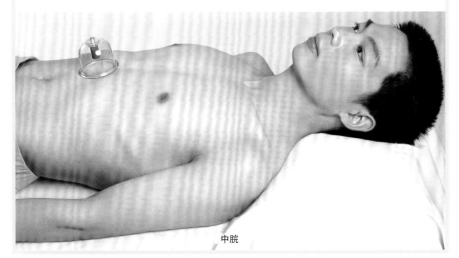

中脘

配阴陵泉穴留罐5~10分钟。

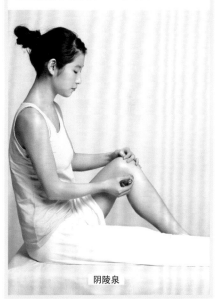

阴陵泉

作者提示

华北电业局老干部处，于先生，52岁，胃反酸水，基本疗法1次后，第2天来电告之，酸水不反了，胃舒服多了。

风湿性关节痛

　　风湿性关节痛是指人体感受风寒湿邪后所引起的肌肉、关节疼痛为主要表现的疾病，遇寒冷或天气变化则病情加重。多以疼痛为主，受累关节局部无红肿热。风湿性关节痛多因起居不慎，感受外邪风寒引起症状加剧或疾病的复发。患者应该尽量避免在工作及生活中再受风湿寒邪的侵袭，尤其要避免汗后受风。淋雨后应速换衣、喝姜汤，禁穿"汗衣"，以避湿邪。

罐疗穴位

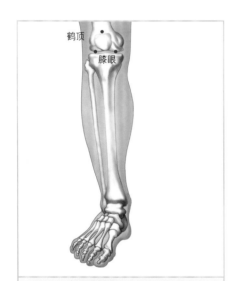

膝眼穴　位于膝部，指髌韧带两侧与股骨和胫骨内、外侧髁所构成的凹陷处。

鹤顶穴　位于膝上部，髌底的中点上方凹陷处。

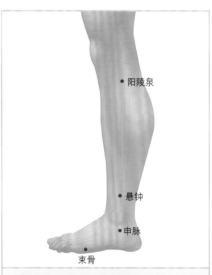

阳陵泉穴　位于小腿外侧，腓骨小头前下方凹陷处。

悬钟穴　位于小腿外侧部，外踝尖上3寸，腓骨前缘凹陷处。

申脉穴　位于足外侧部，外踝中央下端凹陷处。

束骨穴　位于足外侧，足小趾本节的后方赤白肉际处。

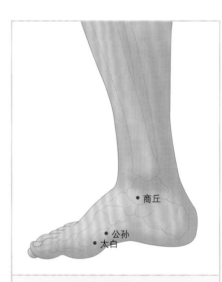

商丘穴　位于足内踝前下方凹陷中，当舟骨结节与内踝尖连线的中点处。

公孙穴　位于第1跖骨基底部的前下方，赤白肉际处。

太白穴　位于足内侧缘，当第1跖骨小头后下方凹陷处。

罐疗保健法

做基本疗法5~10分钟。

膝眼、鹤顶留罐5~10分钟。

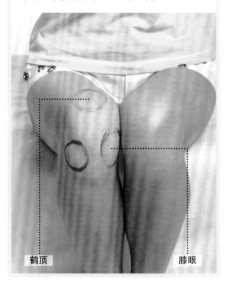

鹤顶　　　　　　膝眼

取阳陵泉、阴陵泉穴对拔，涌泉、悬钟、商丘、申脉穴，单拔罐。

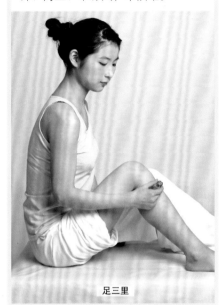

足三里

点按太白、公孙穴（可刺络放血）。

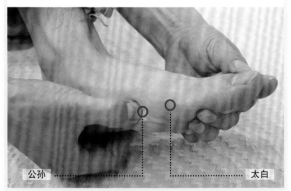

公孙　　　　　　太白

作 者 提 示

　　闻女士患风湿性关节炎多年，关节未变形，但每日出现晨僵现象。罐诊后确认寒邪很重。指导其在家治疗约5个疗程后，身着时尚时装，神采奕奕来到我的工作室看望我，简直判若两人。遇这类患者，施术者自身也尽量注意保暖。

　　悬钟穴又称绝骨穴，此为髓之合穴，髓有充脑、养骨、化血之功。冬季宜穿中筒之靴以护此穴，每年五一前、清明后，可换短靴。春捂秋冻，"春冻骨头、秋冻肉"，保卫骨头、捍卫髓，也是防治此类疾病的措施之一。

三叉神经痛

三叉神经分别是眼神经、上颌神经和下颌神经。

三叉神经痛是一种发生在面部三叉神经分布区内反复发作的阵发性剧烈神经痛，多在40岁以上起病，多发生于中老年人，女性尤多，其发病右侧多于左侧。有人称此痛为"天下第一痛"，说话、刷牙或微风拂面时都会导致阵痛，三叉神经痛患者常因此不敢擦脸、进食，甚至连口水也不敢下咽。本病属风热外袭，致使经络阻滞不通，导致疼痛，及时治疗防止面部抽搐、面瘫。

此病有"潜伏期"，一般我们洗脸时，感觉手触下颌面部有僵硬或疼痛现象，且做左右"努嘴"动作不灵活，睁大眼动作不利，须警惕。平时做干洗脸、推桥弓、搓耳、梳头等均有预防作用。

罐疗穴位

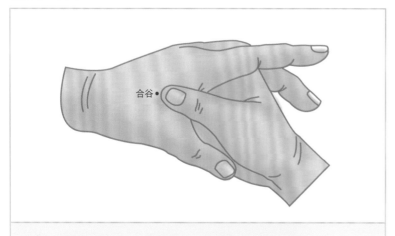

合谷穴 位于手背，第1、第2掌骨之间，第2掌骨桡侧的中点。

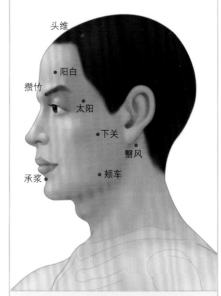

颊车穴 位于面颊部，在下颌角前上方约1横指，当咀嚼时咬肌隆起最高点处。

下关穴 位于面颊部，在面部耳前方，当颧弓与下颌切迹所形成的凹陷中。

太阳穴 眉梢与目外眦连线中点外开1寸的凹陷处。

攒竹穴 位于面部，当眉头陷中，眶上切迹处。

头维穴 位于头侧部，当额角发际上0.5寸，头正中线旁4.5寸。

阳白穴 位于前额部，瞳孔直上，眉上1寸。

承浆穴 位于面部，当颏唇沟的正中凹陷处。

翳风穴 位于耳垂后耳根部，颞骨乳突与下颌骨下颌支后缘间凹陷处。

罐疗保健法

痛点闪罐、留罐或基本疗法10分钟。

配颊车、下关、太阳、攒竹、头维穴闪罐。

取阳白、合谷、承浆、翳风穴，留罐5~10分钟。

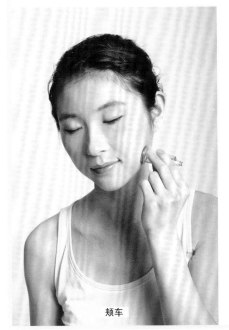

颊车

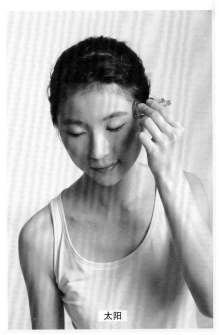

太阳

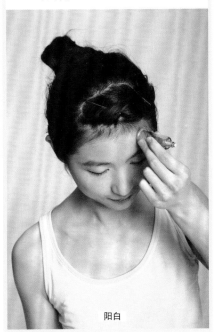

阳白

作 者 提 示

　　王女士，40有余，面部抽搐近5年之久，未做罐疗之前，近2～3分钟抽搐1次，罐疗1个疗程后，抽搐时间间隔20～30分钟之久，自己笑称抽搐间隔的时间久了还不适应了呢！特别提醒这类患者以温经为主，受损神经尽量减少针刺，可考虑用红外线灯照射或用艾条温灸。

失 眠

失眠是由于情志、饮食内伤，或病后及年迈，禀赋不足，心虚胆怯等原因，引起心神失养或心神不安，从而导致经常不能获得正常睡眠为特征的一类病证。主要表现为睡眠时间、深度的不足以及不能消除疲劳、恢复体力与精力，轻者入睡困难，或寐而不酣，时寐时醒，或醒后不能再寐，重则彻夜不寐。失眠的病因虽多，但其病理变化，总属阳盛阴衰，阴阳失交。一为阴虚不能纳阳，一为阳盛不得入于阴。本病辨证首分虚实。虚证，多属阴血不足，心失所养，临床特点为体质瘦弱，面色无华，神疲懒言，心悸健忘。实证为邪热扰心，临床特点为心烦易怒，口苦咽干，便秘溲赤。次辨病位，病位主要在心。治疗当以补虚泻实，调整脏腑阴阳为原则。

罐疗穴位

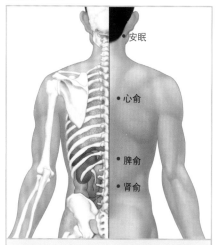

心俞穴 位于背部，当第5胸椎棘突下，旁开1.5寸。

脾俞穴 位于背部，当第11胸椎棘突下，旁开1.5寸。

肾俞穴 位于腰部，第2腰椎棘突下旁开1.5寸处，与命门穴相平。

安眠穴 位于耳后项部，在翳风与风池两穴连线之中点。

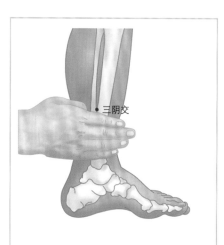

三阴交穴 位于小腿内侧，当足内踝尖上3寸，胫骨内侧缘后方。

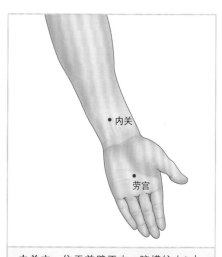

内关穴 位于前臂正中，腕横纹上2寸，在桡侧腕屈肌腱与掌长肌腱之间。

劳宫穴 位于掌心，第2、第3掌骨之间。

罐疗保健法

将少许润滑油涂抹背部，沿督脉和膀胱经自上而下走罐，以皮肤微红为度；然后做基本疗法5~10分钟。

点按心俞、肾俞、脾俞、内关、三阴交、安眠穴5分钟。

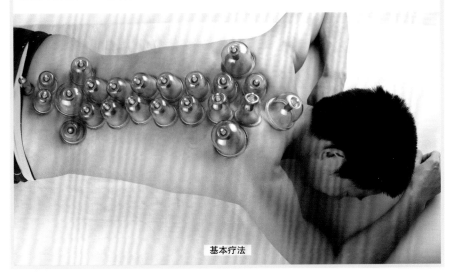

基本疗法

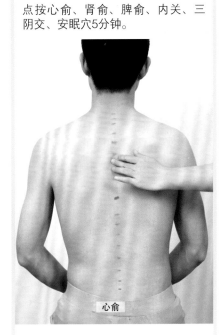

心俞

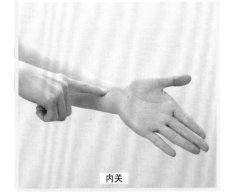

内关

作 者 提 示

　　基本疗法对于失眠患者有显著改善，对高脂血症"嗜睡"者相反会引起"兴奋"，坚持做1个疗程，让你一觉睡天亮。

眩 晕

眩晕是自觉头晕眼花、视物旋转动摇的一种症状，多表现为头晕眼花、精神疲惫、耳鸣心悸、失眠多梦、急躁易怒，食欲不振等。中医认为，眩晕与身体素亏、病后体弱、忧郁思虑及过食辛辣肥甘、动火生痰之物有关。

罐疗穴位

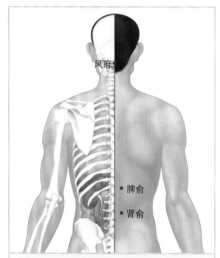

风府穴 位于项部，当后发际正中直上1寸，枕外隆凸直下凹陷中。

脾俞穴 位于背部，当第11胸椎棘突下，旁开1.5寸。

肾俞穴 位于腰部，第2腰椎棘突下旁开1.5寸处，与命门穴相平。

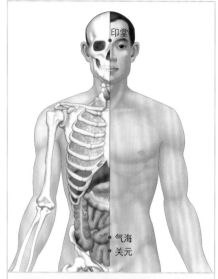

印堂穴 位于前额部，当两眉头间连线与前正中线之交点处。

气海穴 位于下腹部，脐下1.5寸。

关元穴 位于下腹部，前正中线上，当脐中下3寸。

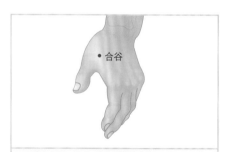

合谷穴 位于手背，第1、第2掌骨之间，第2掌骨桡侧的中点。

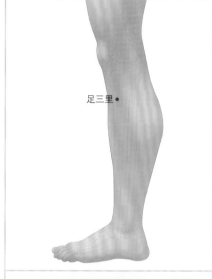

足三里穴 位于小腿前外侧，当外膝眼下3寸，胫骨前嵴外1横指处。

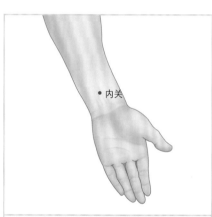

内关穴 位于前臂正中，腕横纹上2寸，在桡侧腕屈肌腱与掌长肌腱之间。

做基本疗法10分钟。

在印堂闪罐。

选取风府、脾俞、肾俞、气海、关元、合谷、内关、足三里穴，留罐5~10分钟。

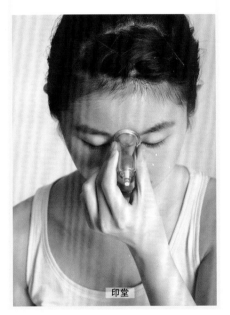

印堂

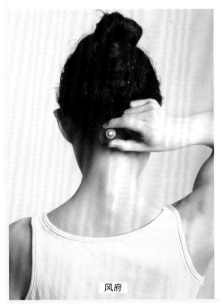

风府

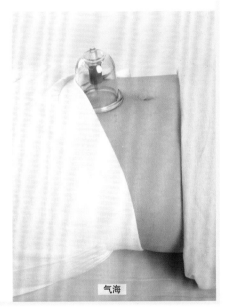

气海

作者提示

　　中医认为内伤、外感均可引起眩晕，并与风、火、虚、痰、瘀有关。一般外感者以表证和发病急为特征，一般内伤者则以肝肾、脾胃损伤为特征。总之，是由于清窍被扰或清窍失养而导致眩晕。

　　"基本疗法"通过对脏腑功能的调整，无论是外感还是内伤引起的眩晕，均有明显改善。素体亏虚者，可通过调理脾胃功能，饮食得当，使气血得以生化，清窍有养，眩晕一症即止，而外感者，则以行气活血、疏通经络、散风涤痰，使清窍无扰而止眩。

风火牙痛

风火牙痛多表现为口苦、发热、便秘或大便不畅等，多因肠、胃炽热所致。

罐疗穴位

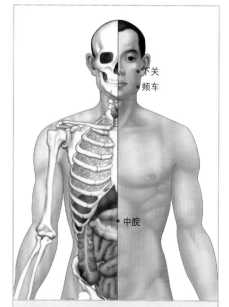

下关

颊车

中脘

下关穴 位于面颊部，在面部耳前方，当颧弓与下颌切迹所形成的凹陷中。

颊车穴 位于面颊部，在下颌角前上方约1横指，当咀嚼时咬肌隆起最高点处。

中脘穴 位于上腹部，前正中线上，脐中上4寸。

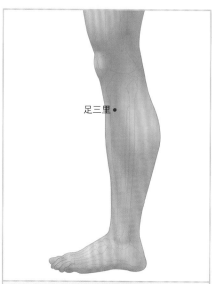

足三里

足三里穴 位于小腿前外侧，当外膝眼下3寸，胫骨前嵴外1横指处。

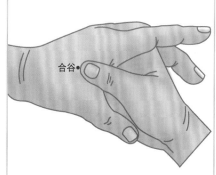

合谷

合谷穴 位于手背，第1、第2掌骨之间，第2掌骨桡侧的中点。

罐疗保健法

将少许润滑油涂抹背部，督脉和膀胱经自上而下走罐，以皮肤微红为度；然后做基本疗法5~10分钟。

在足三里穴留罐5~10分钟，点按中脘、下关、颊车、合谷穴。

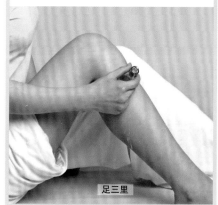

足三里

作者提示

本病是含糖食物进入口腔后，在牙菌斑内经致龋菌的作用，发酵产酸，溶解破坏牙的无机物而产生的。饭渣塞于龋洞受冷刺激引起的疼痛而非因胃经实火或胃经虚火而痛者，应另当别论。行罐针对降三焦之热，点按下关、颊车、合谷穴。

🌸 腹痛、腹胀

腹痛是指胃脘以下，耻骨毛际以上发生的疼痛。腹胀即腹部胀大或胀满不适，自己感到腹部的部分或全腹部胀满，并伴有呕吐、腹泻、嗳气等；检查见腹部部分或全腹部膨隆。

罐疗穴位

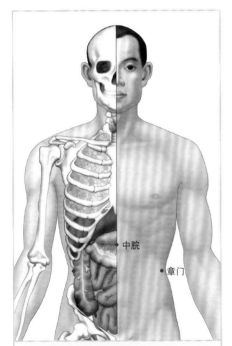

中脘穴 位于上腹部，前正中线上，脐中上4寸。

章门穴 位于腹侧，腋中线第11肋骨端稍下处，屈肘合腋时，当肘尖尽处。

罐疗保健法

将少许润滑油涂抹背部，沿督脉和膀胱经自上而下走罐，以皮肤微红为度；然后做基本疗法5~10分钟。

中脘、章门、足三里、三阴交穴留罐3~5分钟。

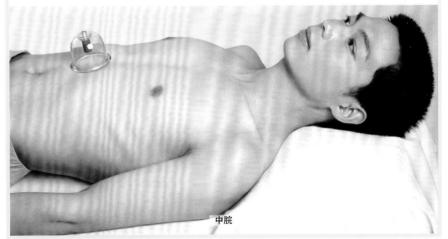

中脘

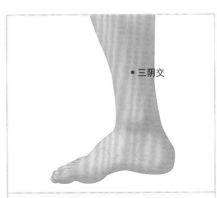

三阴交穴 位于小腿内侧，当足内踝尖上3寸，胫骨内侧缘后方。

摩腹顺时针24下，逆时针36下。

作 者 提 示

中医治疗腹痛、腹胀，以"通则不痛"为治疗原则，罐疗加摩腹，以"通"为顺，从而达到培补元气、和胃降逆、排浊消胀的功效。罐疗中或罐疗后，均以"矢气"多，即"放屁"多为征。而经期腹痛则非属此痛。

便 秘

便秘的主要表现是大便次数减少，间隔时间延长或正常，但粪质干燥，排出困难；或粪质不干，排出不畅。可伴有腹胀，腹痛，食欲减退，嗳气反胃，大便带血等症。中医认为，便秘主要由燥热内结、气机郁滞、津液不足和脾肾虚寒所引起。分为：热秘、寒秘、虚秘，根据证型不同，配以不同穴位。

罐疗穴位

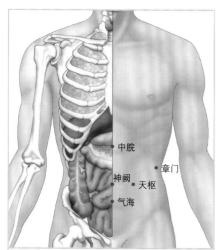

中脘穴 位于上腹部，前正中线上，脐中上4寸。

章门穴 位于腹侧，腋中线第11肋骨端稍下处，屈肘合腋时，当肘尖尽处。

神阙穴 位于脐正中。

天枢穴 位于腹中部，脐中旁开2寸。

气海穴 位于下腹部，脐下1.5寸。

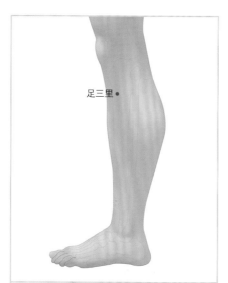

足三里穴 位于小腿前外侧，当外膝眼下3寸，胫骨前嵴外1横指处。

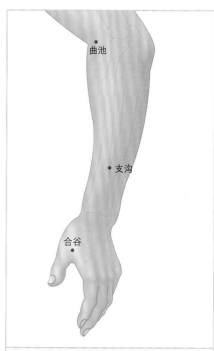

曲池穴 位于肘区，在肘横纹外侧端与肱骨外上髁连线中点。

合谷穴 位于手背，第1、第2掌骨之间，第2掌骨桡侧的中点

支沟穴 在前臂背侧，当阳池与肘尖的连线上，腕背横纹上3寸，尺骨与桡骨之间。

做基本疗法5~10分钟。

选取中脘、章门、天枢穴，留罐5分钟。

摩腹顺时针24圈，逆时针36圈。

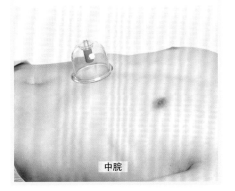

中脘

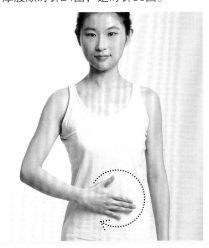

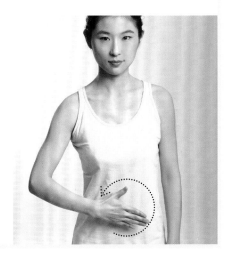

热秘可加合谷、曲池穴留罐。按揉支沟穴，有显效。
寒秘可加灸气海、神阙穴。
虚秘可加足三里穴留罐，灸关元、气海穴。

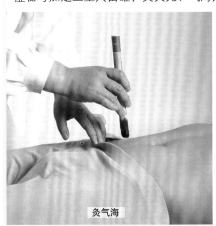

灸气海

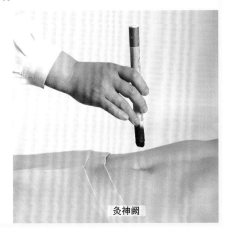

灸神阙

作者提示

　　拔罐治疗便秘，除了采用"基本疗法"调节脏腑功能、平衡阴阳外，还可配合摩腹，以刺激肠蠕动、调整肠功能，缓解便秘。

　　支沟穴是治疗便秘的验效穴，无论虚实皆可使用。

常见病
自我罐疗
罐保健

颈椎病

颈椎病主要由于颈椎长期劳损、骨质增生，或椎间盘脱出、韧带增厚，致使颈椎脊髓、神经根或椎动脉受压所致。多表现为颈痛、僵硬，疼痛可放射至前臂、手及手指，指尖有麻木感，亦可见头痛、头晕、恶心、耳鸣、颈部压痛、活动受限等症。

罐疗穴位

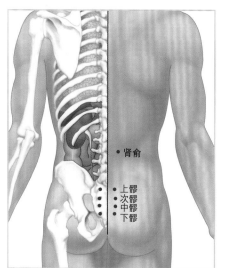

肾俞穴 位于腰部，第2腰椎棘突下旁开1.5寸处，与命门穴相平。

八髎穴 上髎、次髎、中髎、下髎的合称。位于第1、第2、第3、第4骶后孔中，左右共八穴。

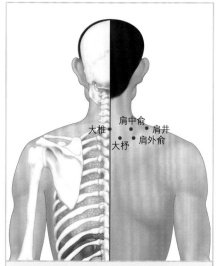

大杼穴 位于背部，第1胸椎棘突下，旁开1.5寸处。

大椎穴 位于背部，第7颈椎棘突下凹陷中。

肩中俞穴 位于背部，在第7颈椎棘突下，旁开2寸。

肩外俞穴 位于背部，当第1胸椎棘突下，旁开3寸。

肩井穴 位于肩上，前直乳中，当大椎穴与肩峰端连线的中点上。

罐疗保健法

选取大杼、大椎、肩中俞、肩外俞穴，留罐10~15分钟。

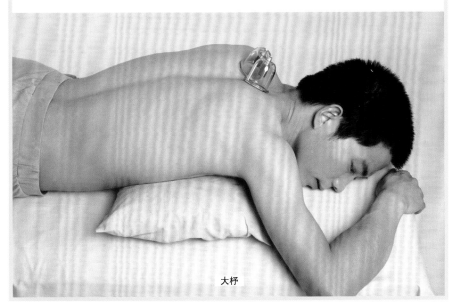

大杼

可灸大椎、拿肩井、沿肩胛骨缝密排罐。如为虚证者、下肢冷者可灸或温熨肾俞，重摩八髎穴。

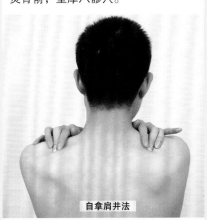

自拿肩井法

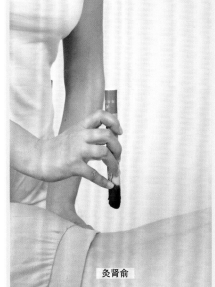

灸肾俞

作者提示

　　在颈椎病的治疗中，将罐作用于颈肩周围，以缓解颈肩肌群的紧张及痉挛，从而恢复颈椎活动。姿势不当、过度紧张可使颈肩部的督脉、足太阳膀胱经经气受阻，气血不通，用拔罐的方法使其通畅；再配大椎、肩中俞、肩外俞穴，同样是基于"通"的治病原理，使颈部的经络通畅，从而缓解疼痛。切记不可盲目"搬弄"颈部，以免造成严重后果。可用拿肩井和拨动颈肩肌肉群的手法使其放松。长时间伏案工作者，可在座椅上适度做转头和转动腰身来调整，让"颈部"劳逸结合，避免过度劳损。

肩周炎

肩周炎是以肩关节疼痛和活动不便为主要症状的常见病证,本病的好发年龄在50岁左右,女性发病率略高于男性,多见于体力劳动者。早期肩关节呈阵发性疼痛,常因天气变化及劳累而诱发,以后逐渐发展为持续性疼痛,并逐渐加重,昼轻夜重,夜不能寐,不能向患侧侧卧,肩关节向各个方向活动受限,肩部受到牵拉时,可引起剧烈疼痛。

罐疗穴位

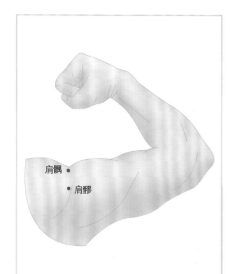

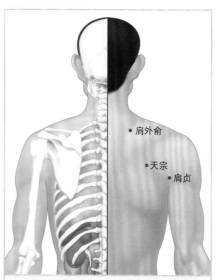

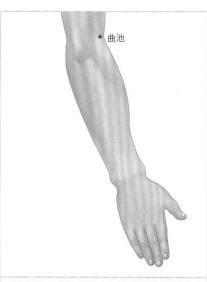

肩髎穴 位于肩部,肩髃后方,当肩关节外展时于肩峰后下方呈现凹陷处。

肩髃穴 位于肩部,三角肌上,臂外展,或向前平伸时,当肩峰前下方凹陷处。

肩贞穴 位于肩关节后下方,臂内收时,腋后纹头上1寸。

肩外俞穴 位于背部,当第1胸椎棘突下,旁开3寸。

天宗穴 位于肩胛部,当冈下窝中央凹陷处,与第4胸椎相平。

曲池穴 位于肘区,在肘横纹外侧端与肱骨外上髁连线中点。

罐疗保健法

选取肩髎、肩髃、肩贞、肩外俞、天宗、曲池穴，留罐10~15分钟。

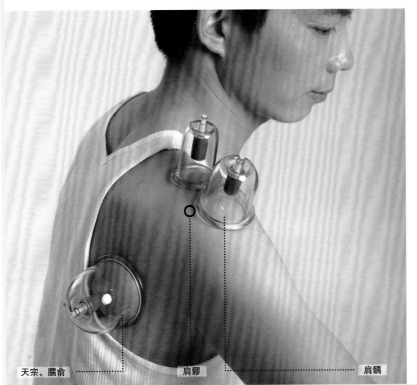

天宗、臑俞　　　　　肩髎　　　　　肩髃

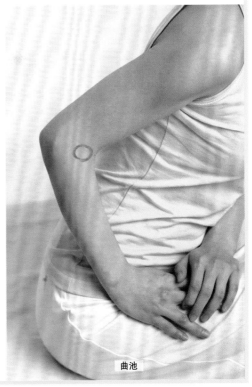

曲池

作者提示

　　现代医学认为，拔罐治疗时罐内形成的负压作用，使局部毛细血管充血甚至破裂，红细胞破裂，表皮瘀血，出现自家溶血现象，随即产生组胺和类组胺物质，随体液周流全身，刺激各个器官，使其功能活动增强。罐疗用在肩周炎的治疗中也是同样原理。罐疗加按摩是治疗肩周炎的最好"搭档"。

　　注：罐疗取穴同针灸取穴不同，不要求精准，因罐口面积大，有扣拔"一罐多穴"之特点。

坐骨神经痛

坐骨神经痛多见于腰臀部、大小腿后外侧，及足背外侧，呈放射样、烧灼样、针刺样疼痛，活动受限，劳累受凉后加重。引起坐骨神经痛的原因很多，但其中最为常见的病因，是腰椎间盘突出症，且多为第4~5腰椎间盘或第5腰椎~骶1骨间的椎间盘突出。

罐疗穴位

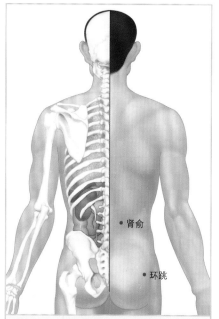

肾俞穴 位于腰部，第2腰椎棘突下旁开1.5寸处，与命门穴相平。

环跳穴 位于股外侧部，侧卧屈股，当股骨大转子最凸点与骶骨裂孔连线的外1/3与中1/3交点处。

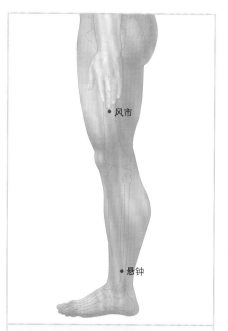

悬钟穴 位于小腿外侧部，外踝尖上3寸，腓骨前缘凹陷处。

风市穴 位于大腿外侧部的中线上，当腘横纹上7寸，或直立垂手时，中指尖处。

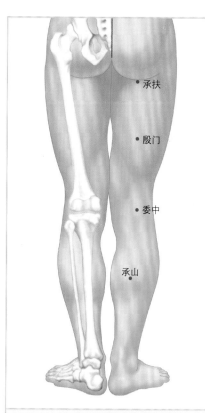

承扶穴 位于大腿后面，臀下横纹的中点。

殷门穴 位于大腿后面，当承扶与委中的连线上，承扶下6寸。

委中穴 位于膝关节后侧，腘窝处，腿屈曲时腘窝横纹的中点。

承山穴 位于小腿后面正中，委中与昆仑之间，当伸直小腿或足跟上提时腓肠肌肌腹下出现凹陷尖角处。

选取肾俞、环跳、承扶、殷门、委中、承山、悬钟、风市穴，留罐10~15分钟。

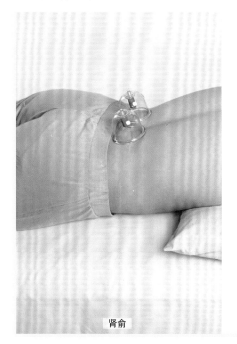

肾俞

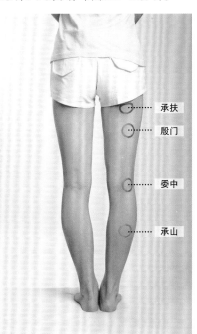

承扶
殷门
委中
承山

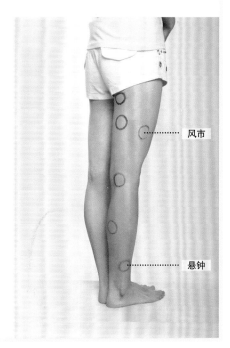

风市
悬钟

作 者 提 示

　　坐骨神经是由腰4～骶3神经根合成的混合神经，是全身最粗大和最长的神经，因此也是损伤机会最多的神经。用罐治疗坐骨神经痛，是通过对局部部位的吸拔，使局部血管扩张，促进局部血液循环，从而减轻疼痛，改善运动功能。椎间盘突出者，拔罐时尽量避开突出部位，此类病证可配合拨筋、推拿按摩法治疗效果显著。但属全身性的急性感染、慢性盆腔炎、肿瘤压迫、血管疾病等引起的坐骨神经痛，不是罐疗所能为的，必须去医院进一步确诊治疗。

梨状肌综合征

梨状肌综合征，是由于梨状肌损伤所引起的疾病，大部分病人都有外伤史。其主要表现为臀部疼痛并伴有向腿部放射性疼痛，即坐骨神经压迫症状。中医认为是气滞血瘀、寒湿凝聚所致。罐疗法可以有效缓解疼痛症状。

罐疗穴位

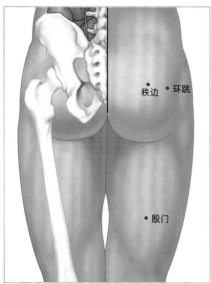

环跳穴 位于股外侧部，侧卧屈股，当股骨大转子最凸点与骶骨裂孔的连线的外1/3与中1/3交点处。

秩边穴 位于臀部，平第4骶后孔，骶正中嵴旁开3寸。

殷门穴 位于大腿后面，当承扶与委中的连线上，承扶下6寸。

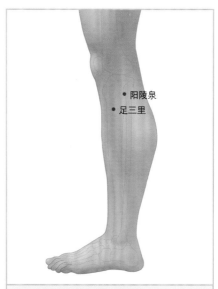

阳陵泉穴 位于小腿外侧，腓骨小头前下方凹陷处。

足三里穴 位于小腿前外侧，当外膝眼下3寸，胫骨前嵴外1横指处。

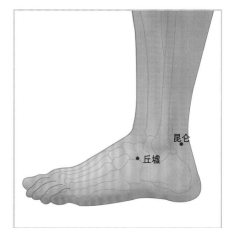

昆仑穴 位于外踝后方，当外踝尖与跟腱之间的凹陷处。

丘墟穴 位于足背，外踝前下方，当趾长伸肌腱的外侧凹陷处。

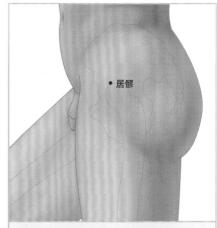

居髎穴 位于髋部，当髂前上棘与股骨大转子最凸点连线的中点处。

选取环跳、秩边、居髎穴，留罐10~15分钟。

点按阳陵泉、殷门、足三里、丘墟、昆仑穴5分钟。

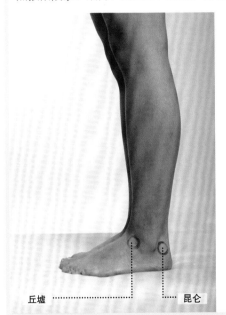

丘墟 ⋯⋯⋯ 　　　⋯⋯ 昆仑

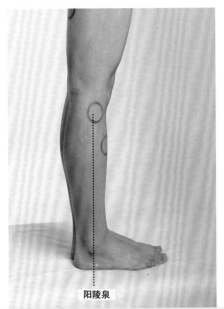

阳陵泉

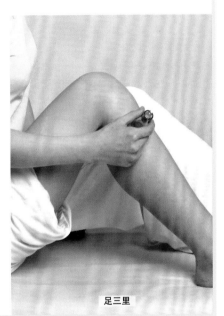

足三里

作者提示

　　环跳穴是足少阳胆经上的一个重要穴位，可强健腰膝；秩边穴是人体臀部的一个重要穴位，有健腰腿的功效，与居髎穴相配有舒筋活络、宣痹止痛的作用。肌肉粘连者，还可配合按摩拨离法治疗。

　　由于梨状肌与盆腔内的直肠、膀胱和女性生殖器官相邻，上述部位出现疾患，也可引起梨状肌疼痛。这种疼痛不是罐疗所能治疗的，去医院就诊为上策。

肋间神经痛

　　肋间神经是指胸脊椎神经的前支。肋间神经痛又名肋间神经炎，指一个或几个肋间部位发生的经常性疼痛，并有发作性加剧。有时被呼吸动作所激发，咳嗽、喷嚏时疼痛加重。疼痛剧烈时可放射至同侧的肩部或背部，有时呈带状分布。检查时可发现相应皮肤区如背部、胸侧壁、前胸部感觉过敏，相应肋骨边缘压痛。罐疗前应排除贫血、上呼吸道炎症、肾炎、糖尿病、酒精中毒、外伤、肋间软组织外伤、肿瘤、脓肿及癌转移等因素。

罐疗穴位

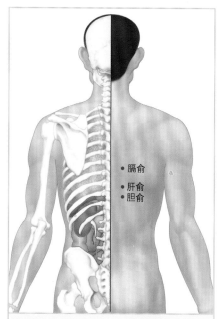

膈俞穴 位于背部，当第7胸椎棘突下，旁开1.5寸。

肝俞穴 位于背部，当第9胸椎棘突下，旁开1.5寸。

胆俞穴 位于背部，当第10胸椎棘突下，左右2指宽处。

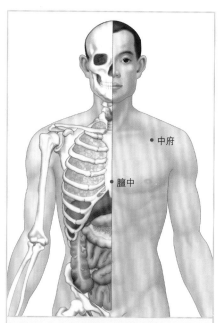

膻中穴 位于胸部，在体前正中线，两乳头连线之中点。

中府穴 位于胸前壁外上方，云门穴下1寸，前正中线旁开6寸，平第1肋间隙处。

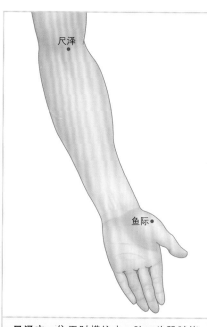

尺泽穴 位于肘横纹中，肱二头肌腱桡侧凹陷处。

鱼际穴 位于第1掌骨中点桡侧，赤白肉际处。

选取膈俞、肝俞、胆俞、足三里、三阴交、支沟穴，其中支沟穴是治肋间痛的特效穴，留罐5~10分钟。

点按膻中、中府、尺泽、鱼际穴5分钟。

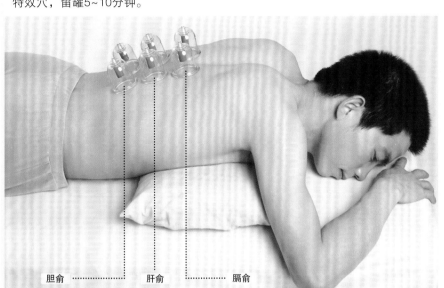

胆俞 · · · · · · · · 　　肝俞 · · · · · · · 　　· · · · · · · 膈俞

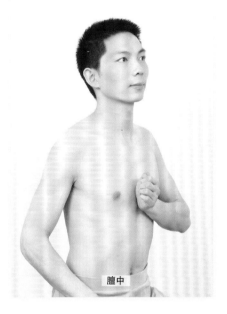

膻中

作者提示

　　　　两胁是肝经行走的地方，中医认为肋间神经痛多由于情志不畅，肝郁气滞所致，以疏肝理气为治疗原则，除采用罐疗外，还需要保持心情舒畅。膈俞、肝俞、胆俞穴均为后背的重要穴位。膈俞为八会穴之一，血会膈俞，具有理气宽胸、活血通脉的功效；肝俞穴，属足太阳膀胱经，为肝之背俞穴，用以疏肝利胆、理气明目；胆俞穴可外散胆腑之热。罐疗中痛点留罐，以缓解疼痛；留罐膈俞、肝俞、胆俞穴均为疏肝理气，从而达到内病外治。可用基本疗法进行整体调理。可配合点按大鱼际穴，以舒三焦之气。

急性扁桃体炎

急性扁桃体炎，是腭扁桃体的一种非特异性急性炎症，常伴有一定程度的咽黏膜及咽淋巴组织的急性炎症。中医称为"乳蛾"，认为其多因气候骤变，寒热失调，肺卫不固；或因过食烟酒，脾胃蕴热，外加风热，邪毒乘热内传肺胃，上灼喉核所致。

罐疗穴位

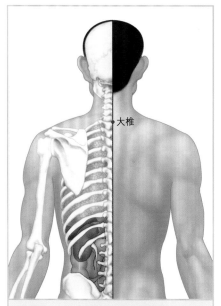

大椎穴 位于背部，第7颈椎棘突下凹陷中。

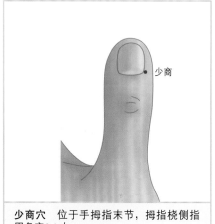

少商穴 位于手拇指末节，拇指桡侧指甲角旁0.1寸。

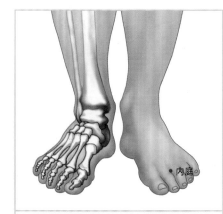

内庭穴 位于足背第2、第3趾间缝纹端。

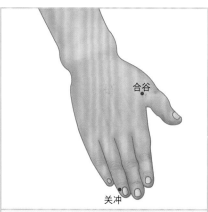

关冲穴 位于手无名指末节尺侧，距指甲角0.1寸处。

合谷穴 位于手背，第1、第2掌骨之间，第2掌骨桡侧的中点。

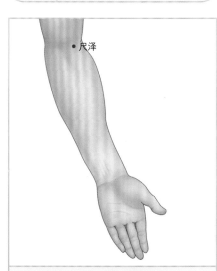

尺泽穴 位于肘横纹中，肱二头肌腱桡侧凹陷处

罐疗保健法

将少许润滑油涂抹背部，沿督脉和膀胱经自上而下走罐，以皮肤微红为度；然后做基本疗法5~10分钟。

配关冲、少商、大椎穴，交替刺络放血。

选取尺泽、合谷、内庭穴，留罐5~10分钟或点按。

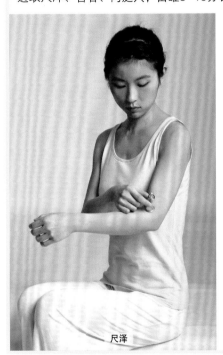

尺泽

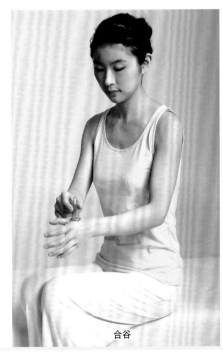

合谷

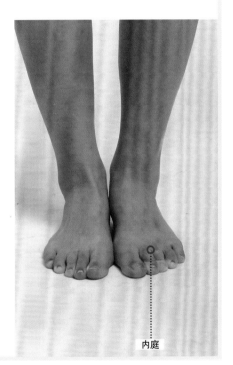

内庭

作 者 提 示

　　刺络放血要进行严格消毒。关冲、少商、大椎三穴刺络放血，首选关冲，三穴交替使用为宜。咽喉肿痛，首选尺泽刺络放血，立效。

流行性腮腺炎

流行性腮腺炎，俗称"痄腮"，是由感受风湿疫毒而引起的一种时疫性疾病。是春季常见病，也是儿童和青少年中常见的呼吸道传染病，亦可见于成人。多表现为一侧或两侧耳垂下肿大，肿大的腮腺常呈半球形，以耳垂为中心边缘不清，表面发热有触痛，张口或咀嚼时局部感到疼痛。

罐疗穴位

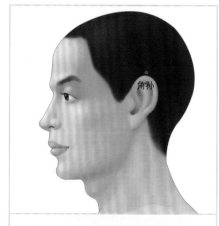

角孙穴 在头部，折耳郭向前，当耳尖直上入发际处。

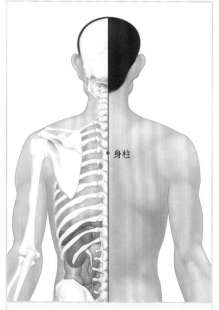

身柱穴 位于背部，第3胸椎棘突下凹陷中。

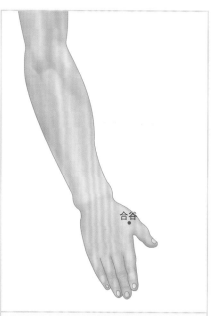

合谷穴 位于手背，第1、第2掌骨之间，第2掌骨桡侧的中点。

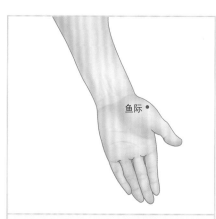

鱼际穴 位于手部，第1掌骨中点桡侧，赤白肉际处。

身柱穴留罐10~15分钟，此穴具有祛风退热、宣肺止咳、宁心镇静之功。

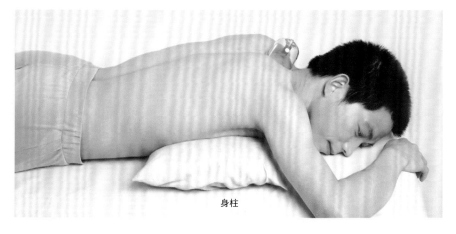

身柱

点按合谷可镇静止痛、鱼际清热利咽。角孙穴有清热息风之效，可刺络放血。

背部走罐。

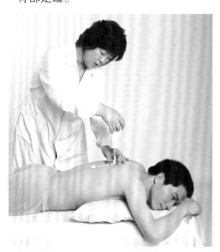
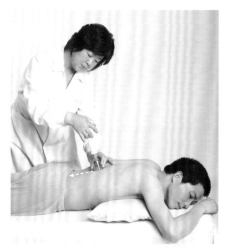
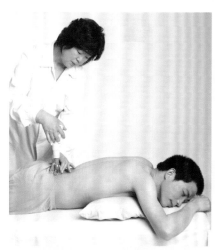

作〈者〈提〈示

由于腮腺肿大可引起进食困难，因此要吃一些富有营养、易于消化的半流食或软食，如稀饭、面片汤、鸡蛋羹等。禁食酸辣、甜味及干硬的食物，以免刺激唾液腺分泌，使腮腺的肿痛加重。较重者须配合药物治疗。

角孙穴是家祖常用穴之一，将耳半折，耳尖是穴，用三棱针点刺，出血，即有清热息风之功。

鼻 炎

鼻炎是指鼻腔黏膜和黏膜下组织的炎症。表现为鼻塞、流清水涕、鼻痒、喉部不适、咳嗽等症状。中医认为鼻炎的发病原因：一是外在因素，多为风寒、疫气之邪侵袭鼻窍；二是内在因素，多因脏腑功能失调所致。因此，鼻炎的发生是机体的内因为本，外因为标，外因与内因合而为患。在临床上要注意与鼻窦炎鉴别。鼻炎的症状主要是鼻塞，流清鼻涕。鼻窦炎则为脓性鼻涕，并有嗅觉减退。

罐疗穴位

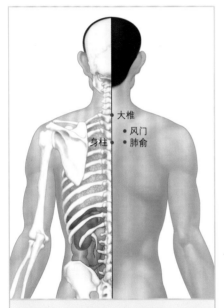

大椎穴 位于背部，第7颈椎棘突下凹陷中。

身柱穴 位于背部，第3胸椎棘突下凹陷中。

肺俞穴 位于背部，第3胸椎棘突下旁开1.5寸。

风门穴 位于背部，当第2胸椎棘突下，旁开1.5寸。

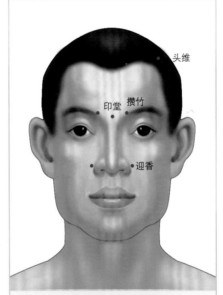

头维穴 位于头侧部，当额角发际上0.5寸，头正中线旁4.5寸。

攒竹穴 位于面部，当眉头陷中，眶上切迹处。

印堂穴 位于前额部，当两眉头间连线与前正中线之交点处。

迎香穴 位于鼻翼外缘中点旁开约0.5寸，当鼻唇沟中。

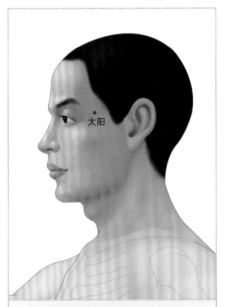

太阳穴 眉梢与目外眦连线中点外开1寸的凹陷处。

罐疗保健法

将少许润滑油涂抹背部，督脉和膀胱经自上而下走罐，以皮肤微红为度；然后做基本疗法5~10分钟。

取大椎、肺俞、身柱、合谷、风门穴，留罐10~15分钟。可配风池、风府穴留罐或闪罐。

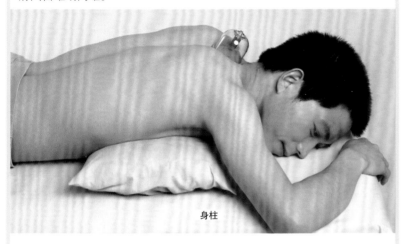

身柱

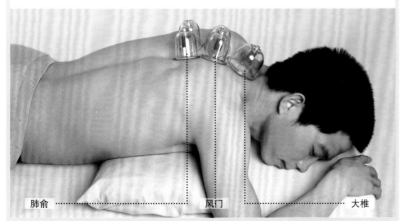

肺俞　　　　　　　风门　　　　　　　大椎

攒竹、印堂、迎香、太阳、头维穴闪罐。

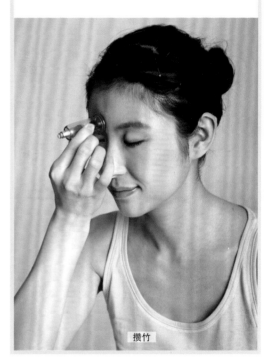

攒竹

作者提示

通过拔罐给予穴道刺激，使气血流动顺畅，而收到治病保健的功效。也可用手推阳白、头维、承灵、风池、风府连线，以通鼻塞。

消化性溃疡

消化性溃疡主要指发生于胃及十二指肠的慢性溃疡，是一种多发病、常见病。其临床特点为慢性过程，周期发作，中上腹节律性疼痛。常有节律性、周期性和长期性的特点，疼痛的性质常为隐痛、灼痛、胀痛、饥饿痛或剧痛，以阵发性中等程度钝痛为主，亦有持续性隐痛者，能被碱性药物和食物暂时缓解。胃溃疡的疼痛部位在剑突下或偏左，十二指肠溃疡则偏右，后壁穿透性溃疡疼痛可放射至背部7 ～ 12胸椎区。

罐疗穴位

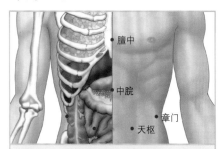

膻中穴 位于胸部，在体前正中线，两乳头连线之中点。

中脘穴 位于上腹部，前正中线上，脐中上4寸。

章门穴 位于腹侧，腋中线第11肋骨端稍下处，屈肘合腋时，当肘尖尽处。

天枢穴 位于腹中部，脐中旁开2寸。

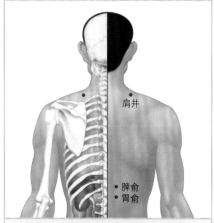

肩井穴 位于肩上，前直乳中，当大椎穴与肩峰端连线的中点上。

脾俞穴 位于背部，第11胸椎棘突下，旁开1.5寸。

胃俞穴 位于背部，当第12胸椎棘突下，旁开1.5寸。

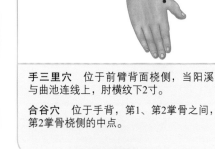

手三里穴 位于前臂背面桡侧，当阳溪与曲池连线上，肘横纹下2寸。

合谷穴 位于手背，第1、第2掌骨之间，第2掌骨桡侧的中点。

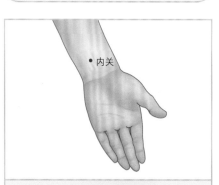

内关穴 位于前臂正中，腕横纹上2寸，在桡侧腕屈肌腱与掌长肌腱之间。

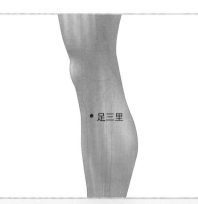

足三里穴 位于小腿前外侧，当外膝眼下3寸，胫骨前嵴外1横指处。

罐疗保健法

选取肩井、脾俞、胃俞穴，留罐10~15分钟。

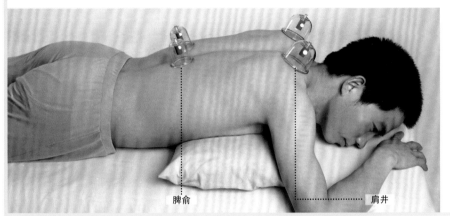

脾俞　　　　肩井

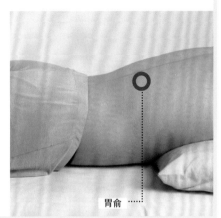

胃俞

点按合谷、膻中、中脘、章门、天枢、内关、手三里、足三里穴，5分钟。

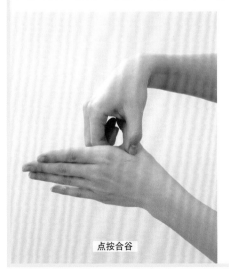

点按合谷

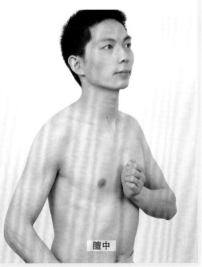

膻中

作者提示

　　合谷所在部位的肌肉不甚丰富，拔罐时应选用罐口直径较小（1.5～2厘米）的罐具。如有胃出血和穿孔迹象者必须去医院配合药物治疗。平时以少食、软食、流食为宜，以粥为养，可添加菠菜、胡萝卜等，特别是糯米汤、小米粥是养胃首选。

急性支气管炎

急性支气管炎是病毒或细菌等病原体感染所致的支气管黏膜炎症。往往继发于上呼吸道感染之后，也常为肺炎的早期表现。多表现为咳嗽咳痰，鼻塞流涕，可有恶寒发热。中医认为，其病位主要在肺，但也与肝、脾、肾有关。

罐疗穴位

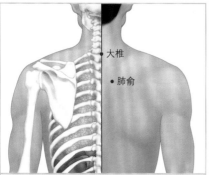

大椎穴 位于背部，第7颈椎棘突下凹陷中。

肺俞穴 位于背部，第3胸椎棘突下旁开1.5寸。

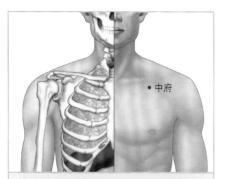

中府穴 位于胸前壁外上方，云门穴下1寸，前正中线旁开6寸，平第1肋间隙处。

罐疗保健法

选取大椎、肺俞、中府穴，留罐10~15分钟。可配拔天突、气舍、内关、足三里穴。

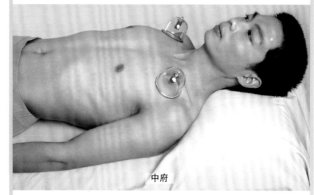

中府

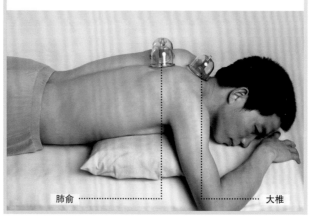

肺俞 .... 大椎

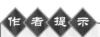

作 者 提 示

食疗方：选梨1个，白胡椒数粒。将胡椒放入剖开去核的梨内，水煎服。

天突、气舍二穴用一罐即可，均有理气、化痰之功。

痤 疮

痤疮，中医称粉刺或肺风，俗称青春痘，系毛囊及皮脂腺的慢性炎症，形成粉刺、丘疹、脓疱、结节囊肿，多见于男女青春期，以女性为多。好发于颜面、前胸、肩背等处，中医学认为，痤疮多因肺经风热，或脾胃积热，血热郁滞肌肤所致。

罐疗穴位

罐疗保健法

膀胱经自上而下走罐，再做基本疗法10分钟。

刺络放血肺俞、风门、曲池穴，隔天放血，交替刺络。
配穴：阴陵泉、血海、三阴交穴留罐7分钟左右。

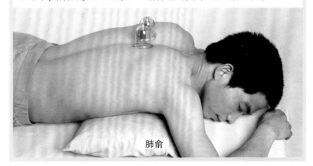

肺俞

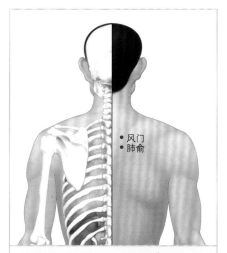

风门
肺俞

肺俞穴　位于背部，第3胸椎棘突下旁开1.5寸。

风门穴　位于背部，当第2胸椎棘突下，旁开1.5寸。

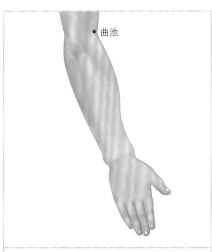

曲池

曲池穴　位于肘区，在肘横纹外侧端与肱骨外上髁连线中点。

作者提示

痤疮大多与肺经、胃经有关。肺俞穴属足太阳膀胱经，为肺脏的背俞穴，具有散发肺脏之热的功效；风门穴与肺俞穴都位于背部，为手足太阳经之会；曲池穴属手阳明大肠经，痤疮的产生大多还跟体内的郁热有关，在此处刺络放血拔罐有清热之功。另外，从肺与大肠相表里的关系看，大肠经的穴位对治疗痤疮也很有效果。

荨麻疹

荨麻疹俗称风团、风疹团、风疙瘩，是一种常见的皮肤病，由各种因素致使皮肤黏膜血管发生暂时性炎性充血与大量液体渗出，造成局部水肿性的损害。其特点是迅速发生与消退，且剧痒。可伴有发烧、腹痛、腹泻等症状出现。

罐疗穴位

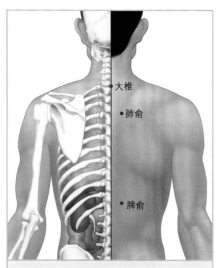

大椎穴 位于背部，第7颈椎棘突下凹陷中。

肺俞穴 位于背部，第3胸椎棘突下旁开1.5寸。

脾俞穴 位于背部，第11胸椎棘突下，旁开1.5寸。

罐疗保健法

选取曲池、血海穴，刺络放血。

选取大椎、肺俞、脾俞穴，留罐5~10分钟，可背部走罐。

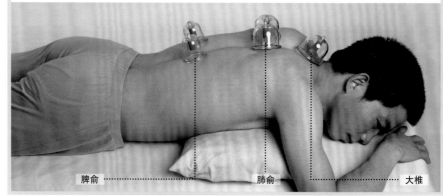

脾俞 · · · · · · 肺俞 · · · · · · 大椎

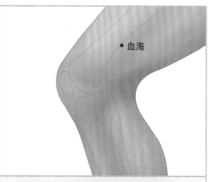

· 血海

血海穴 位于大腿内侧，髌底内侧端上2寸，当股四头肌内侧头的隆起处。

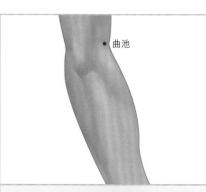

· 曲池

曲池穴 位于肘区，在肘横纹外侧端与肱骨外上髁连线中点。

作者提示

治风先治血，血行风自灭。此病的患者可选取阳明经2～3个穴位刺络放血后再拔罐，治疗效果明显。

牛皮癣

牛皮癣是一种常见的慢性皮肤病，中医古称之为"白疕"，西医称为银屑病。多表现为米粒到黄豆大红色丘疹或斑丘疹，以后融成片，边缘清楚，其上覆有松散的银白色鳞屑，异常瘙痒，好发于头皮、四肢及背部。

图解取穴

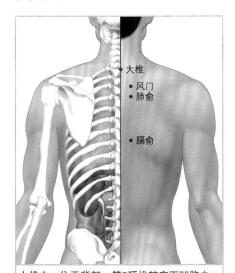

大椎穴　位于背部，第7颈椎棘突下凹陷中。

风门穴　位于背部，当第2胸椎棘突下，旁开1.5寸。

肺俞穴　位于背部，第3胸椎棘突下旁开1.5寸。

膈俞穴　位于背部，当第7胸椎棘突下，旁开1.5寸。

罐疗保健法

在曲池、风门、肺俞、血海穴交替刺络放血，也可配合做基本疗法。刺络放血时一定要严格消毒，使用一次性床单，治疗后予以垃圾处理。针与罐不可与其他患者同用。施术者治疗后也需严格消毒。

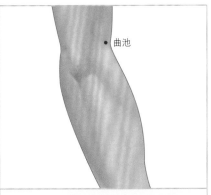

曲池穴　位于肘区，在肘横纹外侧端与肱骨外上髁连线中点。

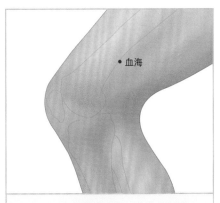

血海穴　位于大腿内侧，髌底内侧端上2寸，当股四头肌内侧头的隆起处。

选取大椎、风门、膈俞穴留罐5~10分钟。

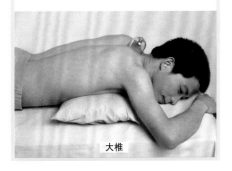

大椎

作者提示

用罐治疗牛皮癣应遵循"扶正祛邪"的基本原则。中医认为，牛皮癣是由于血热、血燥、血虚、血瘀等原因所致，罐疗利用负压的吸拔之力，使罐紧吸在施治部位，造成充血现象，对牛皮癣的治疗会起到辅助性作用。不过需要注意，由于外伤也可以诱发牛皮癣，尤其在牛皮癣进行期，所以采用罐疗时要多加注意。

湿 疹

　　湿疹具有对称性、渗出性、剧烈瘙痒、反复性发作的特点，是一种变态反应性皮肤病。 在早期或急性阶段，患处有成片的红斑，密集或疏散的小丘疹，或是肉眼难见的水疱，严重时有大片渗液及糜烂。此病属中医"湿疮"的范畴。 中医认为此病大多由于湿热内蕴而发于表，因湿邪为病。

罐疗穴位

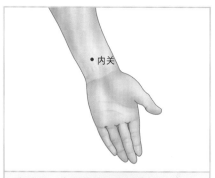

内关穴　位于前臂正中，腕横纹上2寸，在桡侧腕屈肌腱与掌长肌腱之间。

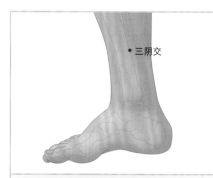

三阴交穴　位于小腿内侧，当足内踝尖上3寸，胫骨内侧缘后方。

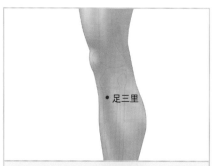

足三里穴　位于小腿前外侧，当外膝眼下3寸，胫骨前嵴外1横指处。

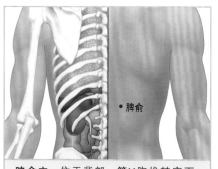

脾俞穴　位于背部，第11胸椎棘突下，旁开1.5寸。

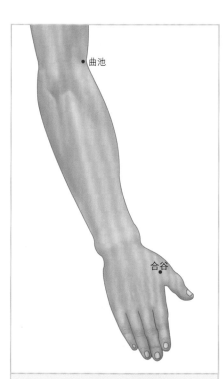

曲池穴　位于肘区，在肘横纹外侧端与肱骨外上髁连线中点。

合谷穴　位于手背，第1、第2掌骨之间，第2掌骨桡侧的中点。

罐疗保健法

做基本疗法5~10分钟。

选取曲池、血海穴，刺络放血。

选取内关、合谷、足三里、三阴交、脾俞穴，留罐10分钟。

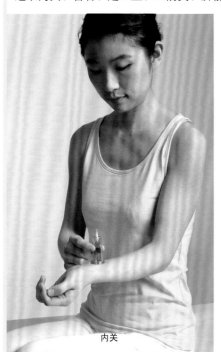
内关

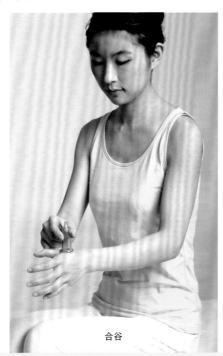
合谷

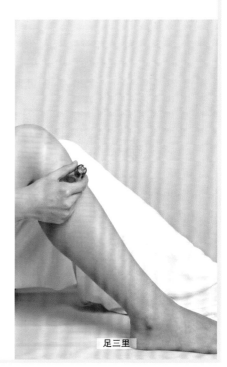
足三里

作者提示

　　湿邪有外湿、内湿之分。外湿多由外而侵入人体，内湿则多由脾失健运、水湿停聚于内所致。湿热之邪致病，可因湿热所在的部位不同而有差别，在皮肉为湿疹或疗疮，在关节筋脉则局部肿痛。深入脏腑，特别是脾胃的湿热，可见脘闷腹满，恶心厌食等。湿邪"缠绵难祛"，需有耐心，坚持治疗。因热往往依附湿而存在，所以，应注意起居环境的改善和饮食调理，不宜暴饮暴食、酗酒，少吃肥腻食品、甜味品，保持良好的消化功能。

神经性皮炎

　　神经性皮炎为常见多发性皮肤病，多见于青年和成年人。中医学认为其多因风湿蕴肤，经气不畅所致。好发于颈部、四肢、腰骶，多表现为局部瘙痒、皮肤增厚、皮纹加深和多角形丘疹等。

罐疗穴位

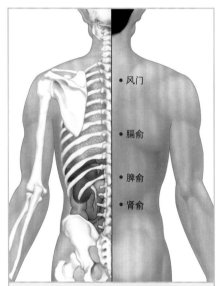

风门穴　位于背部，当第2胸椎棘突下，旁开1.5寸。

膈俞穴　位于背部，当第7胸椎棘突下，旁开1.5寸。

脾俞穴　位于背部，第11胸椎棘突下，旁开1.5寸。

肾俞穴　位于腰部，第2腰椎棘突下旁开1.5寸处，与命门穴相平。

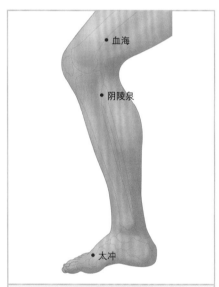

血海穴　位于大腿内侧，髌底内侧端上2寸，当股四头肌内侧头的隆起处。

太冲穴　位于足背侧，第1、第2跖骨结合部之前凹陷处。

阴陵泉穴　位于小腿内侧，胫骨内侧髁后下方凹陷处。

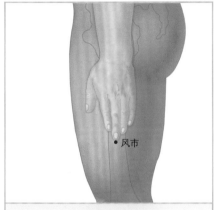

风市穴　位于大腿外侧部的中线上，当腘横纹上7寸。

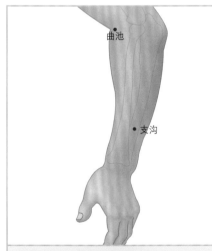

曲池穴　位于肘区，在肘横纹外侧端与肱骨外上髁连线中点。

支沟穴　位于前臂背侧，当阳池穴与肘尖的连线上，腕背横纹上3寸。

罐疗保健法

取曲池、风门、膈俞、血海、公孙穴交替刺络放血。

选取风市、阴陵泉、太冲、公孙、内关、支沟、脾俞、肾俞穴，留罐5~10分钟。

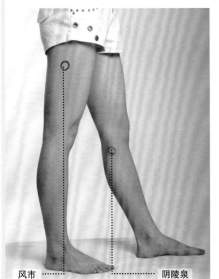

风市　　　　　　　阴陵泉

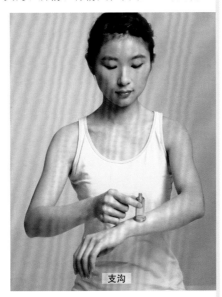

支沟

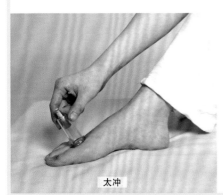

太冲

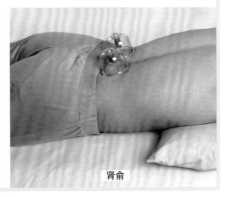

肾俞

作者提示

中医认为，神经性皮炎发病主要以内因为主，由于心绪烦扰、七情内伤、内生心火而致。西医认为精神因素是发生神经性皮炎的主要诱因，情绪波动、精神过度紧张、焦虑不安、生活环境突然变化等均可使病情加重和反复。所以，在进行罐疗的同时，患者应解除紧张、焦虑情绪，生活要规律，劳逸要结合。饮食应清淡，忌食各种辛辣及刺激性饮食。

慢性病
自我罐疗
罐保健

糖尿病

糖尿病是一种常见的内分泌代谢紊乱疾病，属于中医"消渴"病。其表现为"三多一少"，即多饮、多食、多尿、体重减少，化验血常规和尿常规会发现血糖和尿糖明显增高。患糖尿病后经常感觉到口渴，容易饥饿，乏力，尿频，还会出现皮肤瘙痒、腰腿疼痛等现象。中医学认为糖尿病的发生发展与人体禀赋不足，五脏虚弱；精神刺激，情志失调；过食肥甘，形体肥胖等有关。主要病机是阴津亏损，燥热偏盛，以阴虚为本，燥热为标。

图解取穴

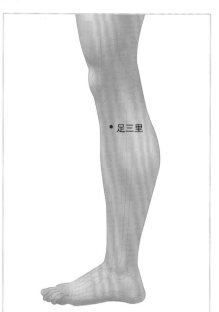

足三里穴 位于小腿前外侧，当外膝眼下3寸，胫骨前嵴外1横指处。

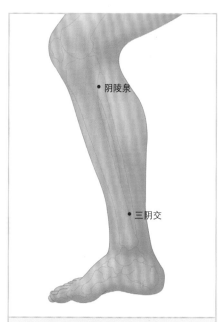

阴陵泉穴 位于小腿内侧，胫骨内侧髁后下方凹陷处。

三阴交穴 位于小腿内侧，当足内踝尖上3寸，胫骨内侧缘后方。

罐疗保健法

将少许润滑油涂抹背部，沿督脉和膀胱经自上而下走罐，以皮肤微红为度；然后做基本疗法5~10分钟。

取足三里、阴陵泉、三阴交穴，留罐5~10分钟。点按照海、列缺穴5~7分钟。

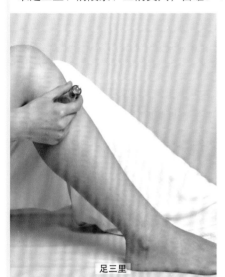
足三里

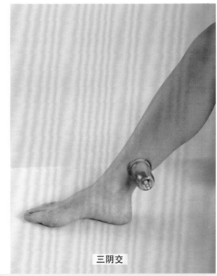
三阴交

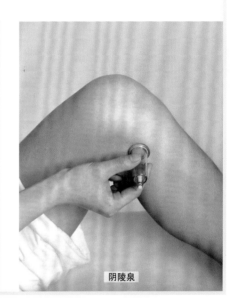
阴陵泉

作者提示

　　在实践中发现，血糖高者未必就是糖尿病患者。工作劳累、情绪紧张，也可使血糖发生一时的变化，我称这类患者为"假糖尿病"者，通过基本疗法和配穴治疗1~2个疗程，血糖均可维持在正常水平。这类患者通常尿糖不高，实际中应参考化验数据加以区分，切记盲目判断。

　　葛根加枸杞代茶饮，对阴虚火旺者，可滋阴降火，对维持血糖水平有显效。

高血压

　　高血压是一种常见的慢性病，如果血压持续超出正常范围，收缩压大于等于140毫米汞柱或舒张压大于等于90毫米汞柱，并伴有头痛、眩晕、乏力等症状的，即为此病。高血压的危害在于它可影响到心、脑、肾，进而出现相应的并发症。最典型的疾病有心脑血管疾病，会直接危及人的生命。

罐疗穴位

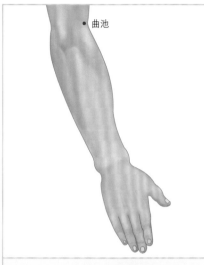

曲池穴　位于肘区，在肘横纹外侧端与肱骨外上髁连线中点。

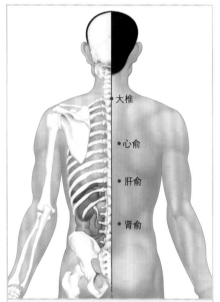

大椎穴　位于背部，第7颈椎棘突下凹陷中。

心俞穴　位于背部，当第5胸椎棘突下，旁开1.5寸。

肝俞穴　位于背部，当第9胸椎棘突下，旁开1.5寸。

肾俞穴　位于腰部，第2腰椎棘突下旁开1.5寸处，与命门穴相平。

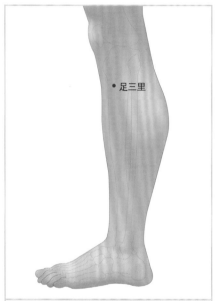

足三里穴　位于小腿前外侧，当外膝眼下3寸，胫骨前嵴外1横指处。

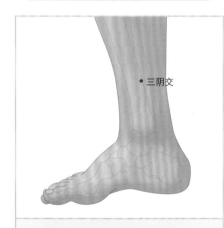

三阴交穴　位于小腿内侧，当足内踝尖上3寸，胫骨内侧缘后方。

选取曲池、足三里、三阴交穴，留罐5~10分钟。

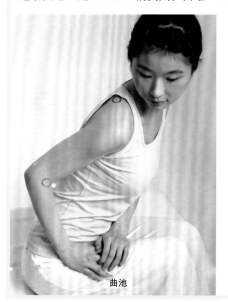

曲池

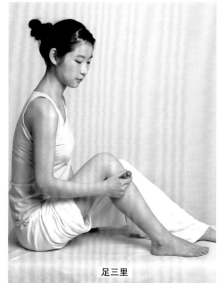

足三里

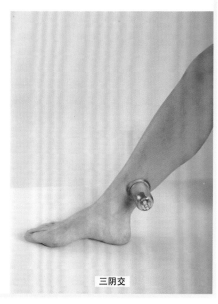

三阴交

选取大椎、肝俞、心俞、肾俞穴，留罐5~10分钟。

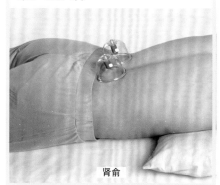

肾俞

作 者 提 示

　　罐疗中的基本疗法能对血压给予调整，但不可以此疗法为主，高血压患者须配合药物治疗。另外，高血压患者不宜做剧烈运动，应减少低头、弯腰动作；多食新鲜水果、蔬菜、芹菜等高纤维食品，以防便秘；晨起或半夜觉醒后，喝杯水；保持平和心态。

　　急性高血压患者可采用关冲放血或十宣（十指指尖）放血；肝阳上亢者，则可选耳尖放血。

慢性支气管炎

慢性支气管炎是气管、支气管黏膜及其周围组织的慢性非特异性炎症。临床上以咳嗽、咳痰或伴有气喘等反复发作为主要症状，每年持续3个月，连续2年以上。早期症状轻微，多在冬季发作，春暖后缓解；晚期炎症加重，可导致慢性支气管哮喘、肺气肿等。此病分虚实之证，实证患者以解表化痰、宣肺平喘为主，可进行罐疗的基本疗法；虚证以调补肺肾之气为主。

罐疗穴位

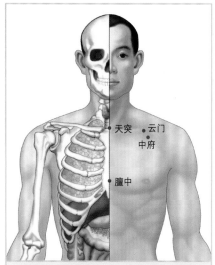

天突穴 位于颈部，当前正中线上胸骨上窝中央。

膻中穴 位于胸部，在体前正中线，两乳头连线之中点。

中府穴 位于胸前壁外上方，云门穴下1寸，前正中线旁开6寸，平第1肋间隙处。

云门穴 位于胸前壁的外上方，肩胛骨喙突上方，锁骨下窝凹陷处，距前正中线6寸。

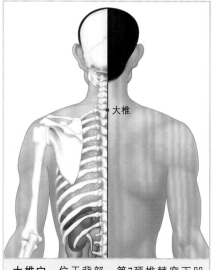

大椎穴 位于背部，第7颈椎棘突下凹陷中。

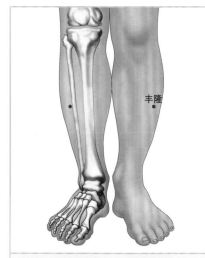

丰隆穴 位于小腿前外侧，外踝尖上8寸，胫骨前缘外2横指（中指）处。

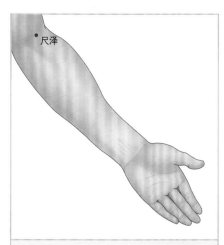

尺泽穴 位于肘横纹中，肱二头肌腱桡侧凹陷处。

罐疗保健法

做基本疗法5~10分钟。

实证加天突、中府、丰隆、尺泽、大椎、云门、膻中穴，留罐5~10分钟，其中大椎有清热之功，丰隆有降逆化痰之功，天突可平喘祛痰。

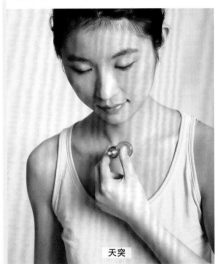

天突

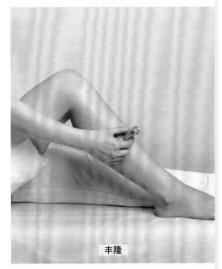

丰隆

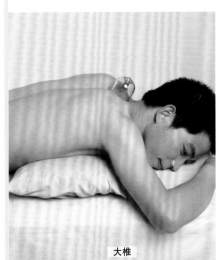

大椎

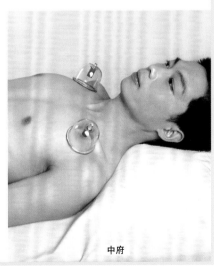

中府

作 者 提 示

　　慢性支气管炎属寒证的患者，可以进行"冬病夏治"，在"三伏"进行贴敷疗法或拔罐疗法。

　　我一同事患有慢性气管炎，在家常年做"基本疗法"加配穴，不仅气管炎减轻了，而且连带脸上的褐斑都不见了，一家人都在使用"基本疗法"防病保健，正所谓"和谐家庭，其乐融融"也。

支气管哮喘

　　支气管哮喘是一种常见病、多发病，常见症状是发作性的喘息、气急、胸闷或咳嗽等症状，少数患者还可能以胸痛为主要表现，这些症状经常在患者接触烟雾、香水、油漆、灰尘、宠物、花粉等刺激性气体或致敏原之后发作，夜间和（或）清晨症状也容易发生或加剧。很多患者在哮喘发作时自己可闻及喘鸣音。症状通常是发作性的，多数患者可自行缓解或经治疗缓解。此病在中医学中相当于哮喘。

罐疗穴位

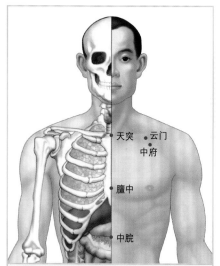

云门穴　位于胸前壁的外上方，肩胛骨喙突上方，锁骨下窝凹陷处，距前正中线6寸。

中府穴　位于胸前壁外上方，云门穴下1寸，前正中线旁开6寸，平第1肋间隙处。

天突穴　位于颈部，当前正中线上胸骨上窝中央。

膻中穴　位于胸部，在体前正中线，两乳头连线之中点。

中脘穴　位于上腹部，前正中线上，脐中上4寸。

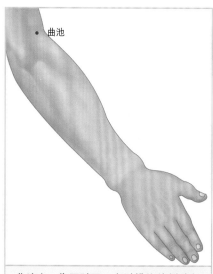

曲池穴　位于肘区，在肘横纹外侧端与肱骨外上髁连线中点。

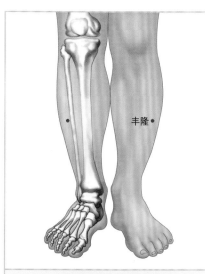

丰隆穴　位于小腿前外侧，外踝尖上8寸，胫骨前缘外2横指（中指）处。

罐疗保健法

将少许润滑油涂抹背部，沿督脉和膀胱经自上而下走罐，以皮肤微红为度；然后做基本疗法5~10分钟。实证者走罐，虚证者不走罐。

选取云门、中府、天突、曲池、中脘、膻中、丰隆穴，单拔罐。

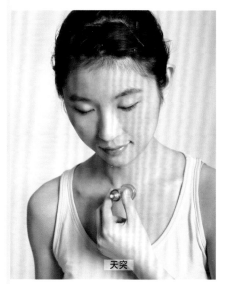

天突

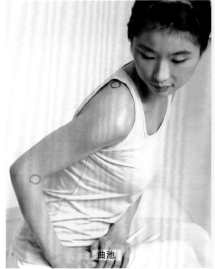

曲池

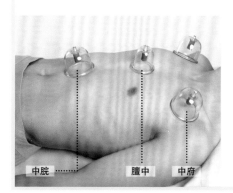

中脘　　膻中　　中府

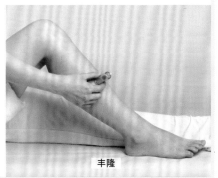

丰隆

作 者 提 示

中医认为，实证哮喘多由风、寒、痰、热所致，虚证哮喘多由肺肾虚损而起。对实证哮喘，罐疗遵循"扶正祛邪"的治疗原则，除采用基本疗法外，还选取云门、中府、天突、曲池、中脘、膻中穴单拔罐。云门、中府为肺经的穴位，有止咳平喘，清泻肺热的功效。天突穴隶属任脉，是任脉与阴维脉在咽喉的交会穴，具有宣肺平喘、通利气机之功效，常用于治疗咳嗽、哮喘、咽喉炎等疾病；曲池为手阳明大肠经的穴位，肺与大肠相表里，在曲池拔罐可以清泻肺热；而中脘、膻中具有调理中气的功效。建议此类患者"三伏"时使用"基本疗法"加配穴治疗。冬病夏治最佳。

另，云门、中府二穴只选一大罐扣拔即可。

对虚证哮喘，可用基本疗法配合滋养肺阴的食物和艾灸进行补益。

脑血管病后遗症一

　　脑血管病是指脑血管破裂出血或血栓形成，引起的以脑部出血性或缺血性损伤症状为主要表现的一组疾病，又称脑血管意外或脑卒中，俗称为脑中风。常见于中年以上人群的急性发作，脑血管病后遗症多表现为四肢麻木刺痛，怕冷无力、并逐渐向上扩展。

罐疗穴位（上肢瘫痪）

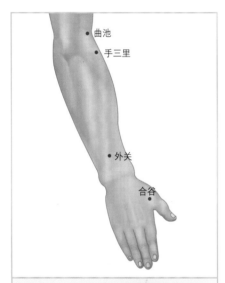

曲池穴　位于肘区，在肘横纹外侧端与肱骨外上髁连线中点。

手三里穴　位于前臂背面桡侧，当阳溪与曲池连线上，肘横纹下2寸。

外关穴　位于前臂背侧，当阳池与肘尖的连线上，腕背横纹上2寸，尺骨与桡骨之间。

合谷穴　位于手背，第1、第2掌骨之间，第2掌骨桡侧的中点。

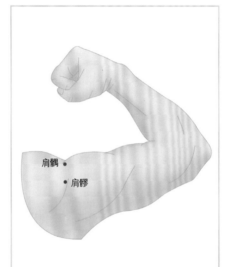

肩髎穴　位于肩部，肩髃后方，当肩关节外展时于肩峰后下方呈现凹陷处。

肩髃穴　位于肩部，三角肌上，臂外展或向前平伸时，当肩峰前下方凹陷处。

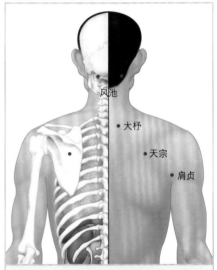

大杼穴　位于背部，当第1胸椎棘突下，旁开1.5寸。

肩贞穴　位于肩关节后下方，臂内收时，腋后纹头上1寸。

天宗穴　在肩部，当冈下窝中央凹陷处，与第4胸椎平。

风池穴　位于项部，当枕骨之下，与风府穴相平，胸锁乳突肌与斜方肌上端之间的凹陷处。

将少许润滑油涂抹背部，沿督脉和膀胱经自上而下走罐，以皮肤微红为度；然后做基本疗法，风池穴、外关穴，留罐5~10分钟。

上肢瘫痪：取大杼、肩髎、肩髃、曲池、手三里、外关、合谷、天宗穴留罐。

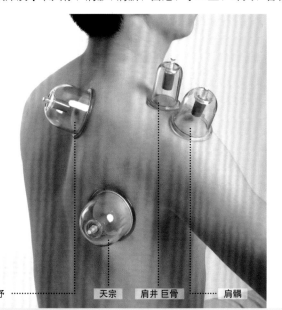

大杼 …………　　天宗　肩井 巨骨 …… 肩髃

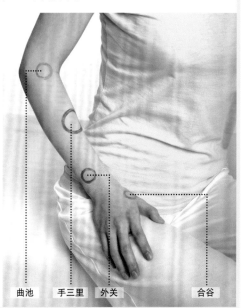

曲池　手三里　外关　　　　合谷

作 者 提 示

　　脑血管病是造成人类死亡和残疾的主要疾病，所以预防很重要，其中控制血压是预防脑血管病的重点。高血压患者要遵医嘱按时服用降压药物，有条件者最好每日测1次血压，特别是在调整降压药物阶段。高血压患者要注意保持情绪平稳，少做弯腰低头动作，不做如打牌、搓麻将、看体育比赛转播等易引起情绪激动的事情；饮食清淡有节制；适当做一些如散步、打太极拳等活动。晨服淡盐水稀释血液，晚服蜂蜜水防大便干燥。

　　无论上肢瘫痪还是下肢瘫痪，均需在患肢及健侧进行大面积按摩。

脑血管病后遗症二

罐疗穴位（下肢瘫痪）

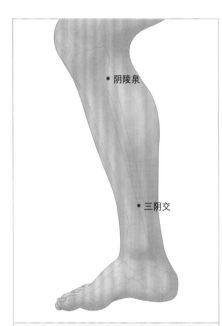

阴陵泉穴 位于小腿内侧，胫骨内侧髁后缘下方凹陷处。

三阴交穴 位于小腿内侧，当足内踝尖上3寸，胫骨内侧缘后方。

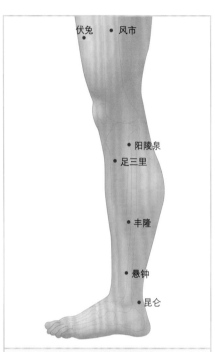

风市穴 位于大腿外侧部的中线上，当腘横纹上7寸，或直立垂手时，中指尖处。

阳陵泉穴 位于小腿外侧，腓骨小头前下方凹陷处。

足三里穴 位于小腿前外侧，当外膝眼下3寸，胫骨前嵴外1横指处。

悬钟穴 位于小腿外侧部，外踝尖上3寸，腓骨前缘凹陷处。

昆仑穴 位于外踝后方，当外踝尖与跟腱之间的凹陷处。

丰隆穴 位于小腿前外侧，外踝尖上8寸，胫骨前缘外2横指（中指）处。

伏兔穴 位于大腿前面，当髂前上棘与髌底外侧端的连线上，髌底上6寸。

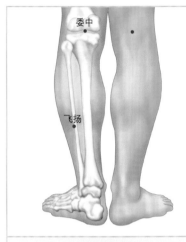

飞扬穴 位于小腿后面，当外踝后，昆仑穴直上7寸，承山外下方1寸处。

委中穴 位于膝关节后侧腘窝处，腿屈曲时腘窝横纹的中点。

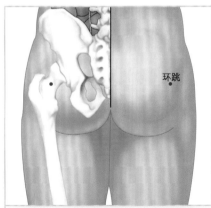

环跳穴 位于股外侧部，侧卧屈股，当股骨大转子最凸点与骶骨裂孔的连线的外1/3与中1/3交点处。

下肢瘫痪：取环跳、风市、飞扬、伏兔、阳陵泉、足三里、悬钟、昆仑、委中、丰隆、三阴交、阴陵泉穴留罐（5～10分钟）。

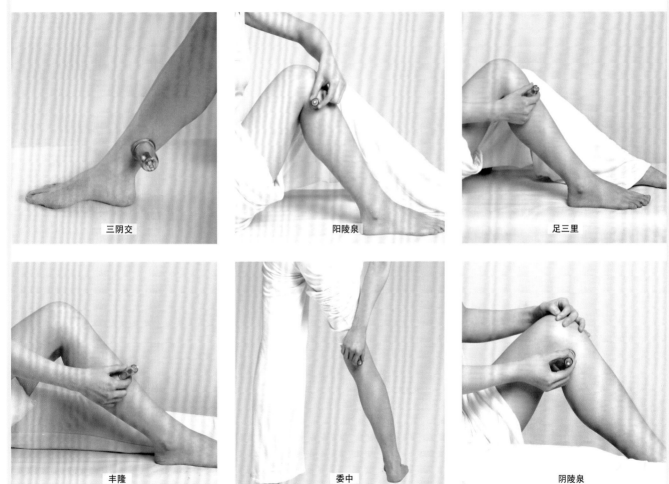

三阴交

阳陵泉

足三里

丰隆

委中

阴陵泉

🌸 面部神经麻痹

　　面部神经麻痹又称作面瘫，该病起病急骤，多表现为一侧面部表情肌瘫痪，额纹消失，不能皱额蹙眉，口角向健侧歪斜，鼻唇沟平坦。多由脑血管阻塞、面部血液循环不畅、患部神经传导失调所致。通常耳背神经发炎，也会引发此病。

罐疗穴位

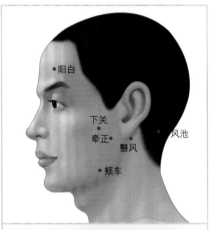

翳风穴　位于耳垂后耳根部，颞骨乳突与下颌骨下颌支后缘间凹陷处。

风池穴　位于项部，当枕骨之下，与风府穴相平，胸锁乳突肌与斜方肌上端之间的凹陷处。

颊车穴　位于面颊部，在下颌角前上方约1横指，当咀嚼时咬肌隆起最高点处。

下关穴　位于面颊部，在面部耳前方，当颧弓与下颌切迹所形成的凹陷中。

牵正穴　位于耳垂前0.5~1寸。

阳白穴　位于前额部，眉上1寸，正对目中线，在额肌中。

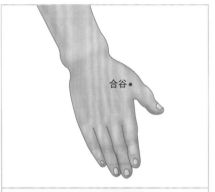

合谷穴　位于手背，第1、2掌骨之间，第2掌骨桡侧的中点。

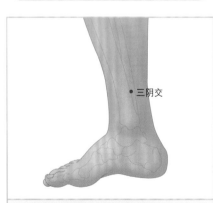

三阴交穴　位于小腿内侧，当足内踝尖上3寸，胫骨内侧缘后方。

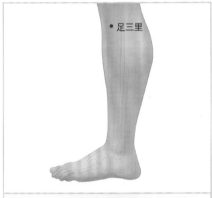

足三里穴　位于小腿前外侧，当外膝眼下3寸，胫骨前嵴外1横指处。

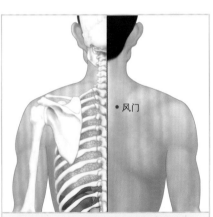

风门穴　位于背部，当第2胸椎棘突下，旁开1.5寸。

罐疗保健法

做基本疗法5~10分钟。

灸翳风、风池、合谷、三阴交、足三里穴。

取患侧的地仓、颊车、下关、牵正、阳白、风门穴，单拔罐。推拿头维、阳白、上下关、颊车、太阳、率谷穴。

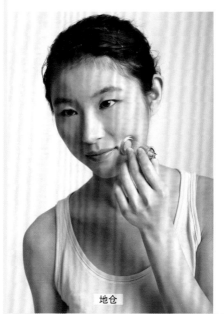

地仓

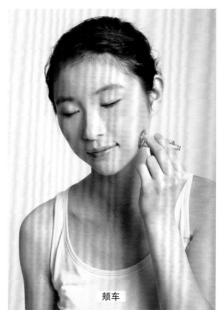

颊车

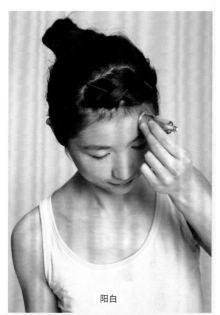

阳白

作 者 提 示

"面瘫"患者，尽可能早发现、早治疗。可用"基本疗法"加灸法，疗效优于加"针刺"。尽量减少受损神经的再度伤害，故建议在健部针刺。患者自己要调整心态，积极配合。平时洗脸时，若发现耳背下有痛点，则应引起高度重视。

🏵 慢性胃炎

慢性胃炎是由各种病因引起的胃黏膜慢性炎症，是一种常见病，其发病率在各种胃病中居于首位。此病病程缓慢，呈长期反复发作。属中医"胃脘痛""痞证"等病证的范畴。多表现为长期胃部不适，隐痛或胀痛，食欲不振，食后饱胀感，可伴嗳气、畏寒、大便稀等症状。

罐疗穴位

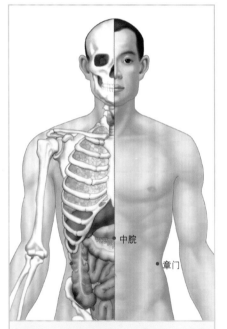

中脘穴 位于上腹部，前正中线上，脐中上4寸。

章门穴 位于腹侧，腋中线第11肋骨端稍下处，屈肘合腋时，当肘尖尽处。

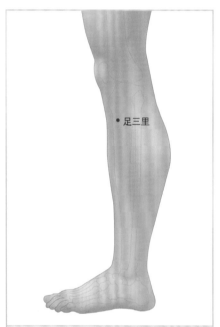

足三里穴 位于小腿前外侧，当外膝眼下3寸，胫骨前嵴外1横指处。

罐疗保健法

做基本疗法5~10分钟。

取中脘、章门、足三里穴，留罐5~10分钟。

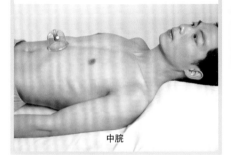

中脘

作者提示

中医认为本病或由嗜食辛辣，饮酒过度，脾胃受损；或长年服药，误中药毒，胃伤不复；或因劳倦过度，损伤脾胃；或因情志不和，肝气犯胃，以致脾胃功能失调而发生。罐疗治疗慢性胃炎是以理脾胃，调中气为原则。若有炎症须配合药物治疗。

慢性胃炎者可以"粥"为养，以少食多餐为原则，忌辛辣、烈酒等刺激性食物。脾胃为后天之本，生化之源，脾胃一伤，百病由生，呵护脾胃至关重要。

更年期综合征

更年期妇女，由于卵巢功能减退，垂体功能亢进，分泌过多的促性腺激素，引起植物神经功能紊乱，从而出现一系列程度不同的症状，如月经变化、面色潮红、心悸、失眠、乏力、抑郁、多虑、情绪不稳定，易激动，注意力难于集中等，称为"更年期综合征"。

罐疗穴位

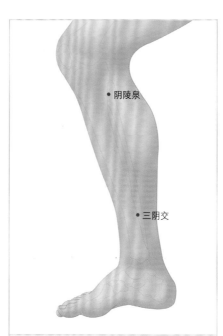

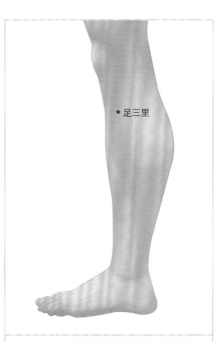

阴陵泉穴　位于小腿内侧，胫骨内侧髁后下方凹陷处。

三阴交穴　位于小腿内侧，当足内踝尖上3寸，胫骨内侧缘后方。

足三里穴　位于小腿前外侧，当外膝眼下3寸，胫骨前嵴外1横指处。

罐疗保健法

将少许润滑油涂抹背部，沿督脉和膀胱经自上而下走罐，以皮肤微红为度；然后做基本疗法，留罐5~10分钟。

选取阴陵泉、三阴交、足三里穴，单拔罐。照海、列缺穴点按。

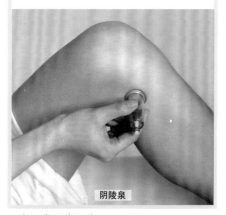

阴陵泉

作 者 提 示

中医认为更年期综合征是由于肾气不足，天癸衰少，以至阴阳平衡失调造成。因此在治疗时，以补肾气、调整阴阳为主。

张女士，年龄近更年期，闭经8个月有余，经拔罐调理后，时值经期排出瘀块，自觉轻松，面色微红，后经期续至。

慢性腰痛

　　慢性腰痛是以腰部一侧或两侧疼痛为主要症状的一种病证。引起腰痛病的原因很多，比较常见的有腰部骨质增生、骨刺、椎间盘突出症、腰肌劳损等。多表现在劳累受凉后加重。中医学认为腰痛与气血、经络、脏腑等功能失调有着十分密切的关系。多因外感寒湿、湿热、邪阻络脉，或肾阳虚衰、肾阴不足、经脉失养，或瘀血内结、脉络阻滞所致。因为腰为肾之府，所以腰痛与肾脏的病理生理密切相关。

罐疗穴位

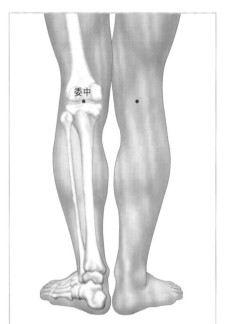

委中穴　位于膝关节后侧腘窝处，腿屈曲时腘窝横纹的中点。

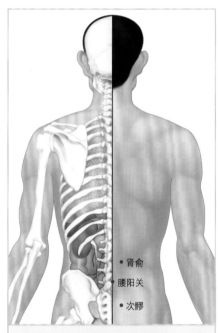

肾俞穴　位于腰部，第2腰椎棘突下旁开1.5寸处，与命门穴相平。

腰阳关穴　位于腰部，第4腰椎棘突下的凹陷中。

次髎穴　在骶部适对第2骶后孔中。

罐疗保健法

做基本疗法5~10分钟。

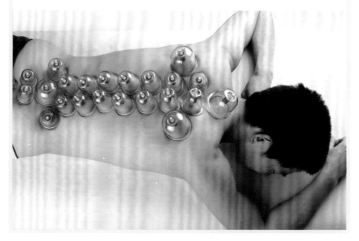

取委中、肾俞、腰阳关、次髎穴单拔罐。

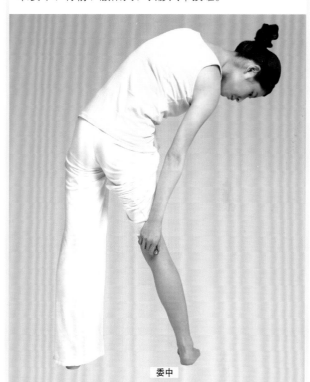

委中

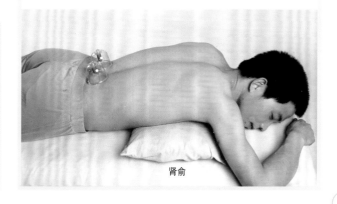

肾俞

慢性咽炎

慢性咽炎是指慢性感染所引起的弥漫性咽部病变，多发生于成年人，常伴有其他上呼吸道疾病，多表现为咽干灼热、疼痛、有异物感等症状。常因急性咽炎反复发作、鼻炎、鼻窦炎的脓液刺激咽部，或鼻塞而张口呼吸而导致。中医认为咽炎的病变在于咽喉，但其病理形成与肺、肝、胃、肾有密切关系。

罐疗穴位

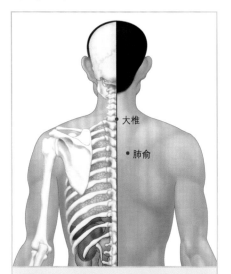

大椎穴 位于背部，第7颈椎棘突下凹陷中。

肺俞穴 位于背部，第3胸椎棘突下旁开1.5寸。

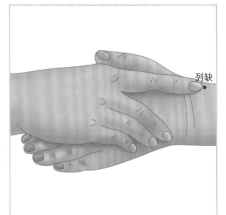

列缺穴 位于桡骨茎突上方，腕横纹上1.5寸，当肱桡肌与拇长展肌腱之间。

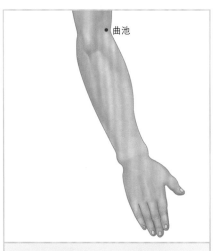

曲池穴 位于肘区，在肘横纹外侧端与肱骨外上髁连线中点。

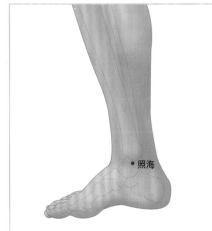

照海穴 位于足内侧，当内踝尖正下方凹陷处。

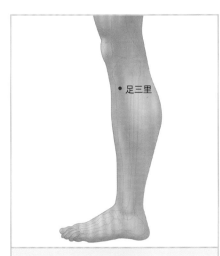

足三里穴 位于小腿前外侧，当外膝眼下3寸，胫骨前嵴外1横指处。

罐疗保健法

取曲池、足三里、公孙、内关、照海穴留罐5~10分钟。

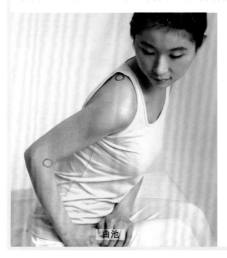

曲池

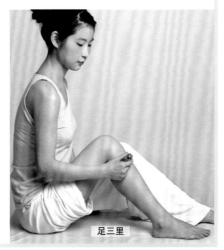

足三里

作者提示

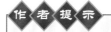

　　中医认为，肺胃火热上蒸可致咽喉发炎，肺肾阴虚、虚火上炎也可使咽喉肿痛发炎。前者发病急，后者发病缓；前者基本疗法加关冲、尺泽点刺；后者加照海、列缺以滋补肾阴，导火下行。发病期间禁食冷饮，以防"锅干爆裂"，造成失声之患。

　　咽喉肿痛，尺泽穴点刺，立效。

取大椎、肺俞、列缺穴留罐5~10分钟。

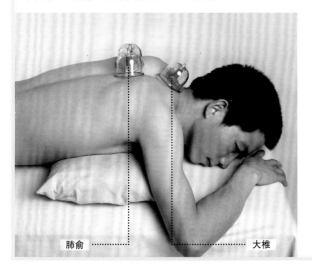

肺俞 ⋯⋯⋯⋯⋯⋯⋯⋯⋯⋯⋯ 大椎

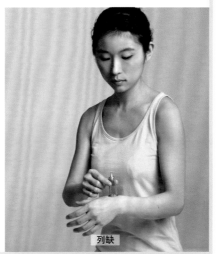

列缺

前列腺炎

前列腺是男性生殖器官中最大的一个附属性腺，位于膀胱之下，包绕尿道起始部，邻接直肠。前列腺炎是50岁以下中青年男性最常见的泌尿系疾病，以尿道刺激症状和慢性盆腔疼痛为主要症状。多表现为尿急、尿频、小便淋沥不尽、尿道口有白色分泌物等，及性功能障碍、神经衰弱。急性期还会出现发热、寒战、乏力、食欲减退、尿痛以及前列腺脓肿等症状。

罐疗穴位

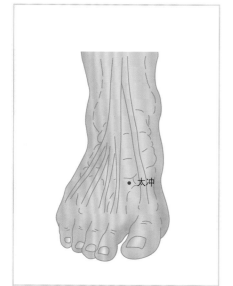

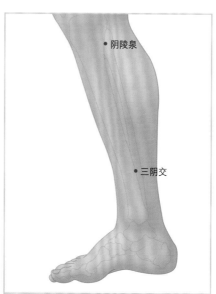

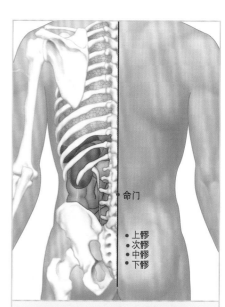

太冲穴 位于足背侧，第1、第2跖骨结合部之前凹陷处。

阴陵泉穴 位于小腿内侧，胫骨内侧髁后下方凹陷处。

三阴交穴 位于小腿内侧，当足内踝尖上3寸，胫骨内侧缘后方，正坐屈膝成直角取穴。

八髎穴 上髎、次髎、中髎、下髎的合称。位于第1、第2、第3、第4骶后孔中，左右共八穴。

命门穴 位于腰部，第2腰椎棘突下的凹陷中，与前脐中（神阙穴）相对。

罐疗保健法

膀胱经走罐。做"基本疗法"5~10分钟。

取八髎、关元、阴陵泉、三阴交、太冲、命门穴留罐5~10分钟。点按公孙、内关穴。

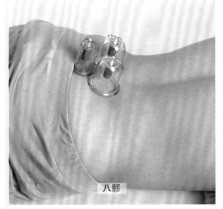

八髎

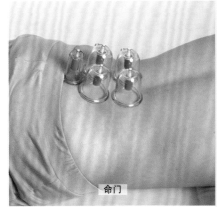

命门

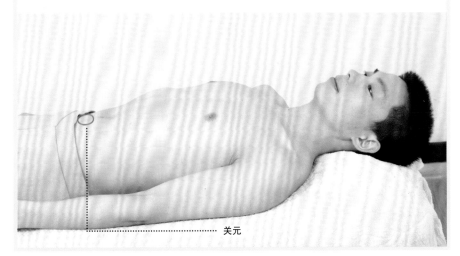

关元

痛 经

痛经分实痛、虚痛两种。实证多由经期感寒饮冷，寒湿侵于胞宫，血凝行经受阻，或生气造成气滞血瘀而发生疼痛；虚证是因气血不足，肝肾亏损，冲任不足，不能滋养胞脉而行经腹痛。一般痛在经前、经期且疼痛剧烈拒按者属实，痛在经后，喜揉喜按属虚；得热痛减为寒，得热痛加重则热；痛甚于胀，血块排出则痛减，为血瘀，胀甚于痛则为气滞。痛在两侧多为肝，痛连腰则多伴有肾虚。

罐疗穴位

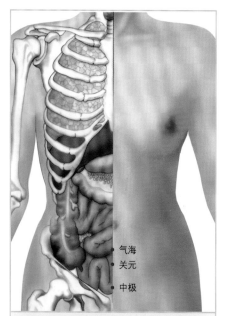

气海穴　位于下腹部，脐下1.5寸。

关元穴　位于下腹部，当脐下3寸处。

中极穴　位于下腹部，前正中线上，当脐下4寸。

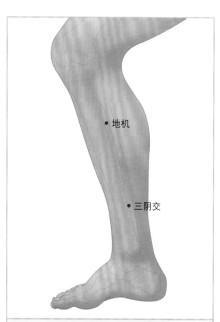

地机穴　位于内踝尖与阴陵泉连线上，阴陵泉穴下3寸。

三阴交穴　位于小腿内侧，当足内踝尖上3寸，胫骨内侧缘后方。

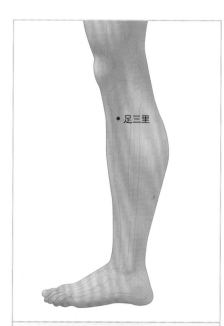

足三里穴　位于小腿前外侧，当外膝眼下3寸，胫骨前嵴外1横指处。

罐疗保健法

做基本疗法5~10分钟。

实证取气海、地机、中极、三阴交穴，留罐。

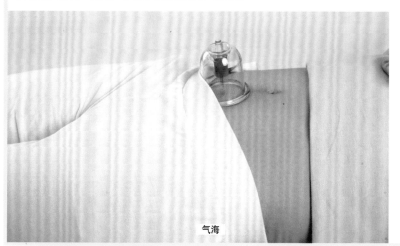

气海

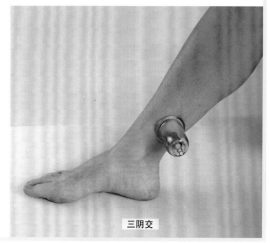

三阴交

虚证取关元、足三里穴留罐。

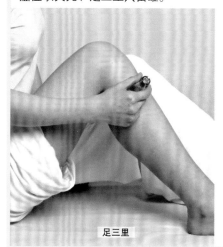

足三里

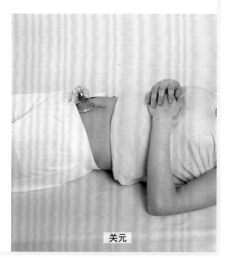

关元

作者提示

　　实证者经期可拔罐，虚证者经期禁拔，或选择经前进行拔罐调理。农林部老干局离休干部之孙女，20出头，痛经，经察属虚痛，故建议下次来潮前调理。2个疗程后治愈，全家人皆大欢喜。虚、寒痛经者，可加灸法，以助驱寒化瘀止痛。子宫颈管狭窄及输卵管狭窄或子宫内膜异位、盆腔炎等所伴痛经均不在罐疗范围之列。

月经不调

　　月经不调为妇科常见病，表现为月经周期或出血量的异常，或是月经前、经期时的腹痛及全身症状。尤其是近几年，女性月经不调更为普遍。中医认为经水出诸肾，指出月经病和肾功能有关，并和脾、肝、气血、冲脉、任脉、子宫相关。主要分两种：一是虚证，即"不荣则痛"，是由于气血虚弱或肝肾亏损造成的，这类人平时应注意调补，补气养血或滋补肝肾。二是实证，即"不通则痛"，是由于气血运行不畅造成的，这类人宜活血通气，祛瘀止痛。

罐疗穴位

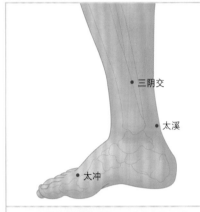

三阴交穴　位于小腿内侧，当足内踝尖上3寸，胫骨内侧缘后方。

太冲穴　位于足背侧，第1、第2跖骨结合部之前凹陷处。

太溪穴　位于足内侧，内踝后方，当内踝尖与跟腱之间的凹陷处。

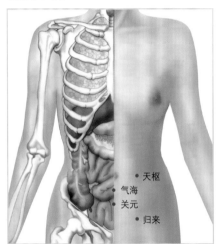

气海穴　位于下腹部，脐下1.5寸。

关元穴　位于下腹部，前正中线上，当脐中下3寸。

天枢穴　位于腹中部，脐中旁开2寸。

归来穴　位于下腹部，当脐中下4寸，距前正中线2寸。

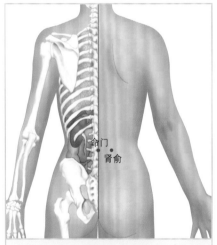

肾俞穴　位于腰部，第2腰椎棘突下旁开1.5寸处，与命门穴相平。

命门穴　位于腰部，第2腰椎棘突下的凹陷中，与前脐中（神阙穴）相对。

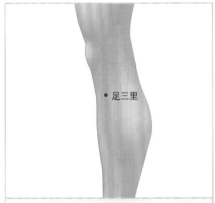

足三里穴　位于小腿前外侧，当外膝眼下3寸，胫骨前嵴外1横指处。

做基本疗法5~10分钟；点按照海、列缺穴。

配气海、三阴交、关元穴留罐以调理冲任。

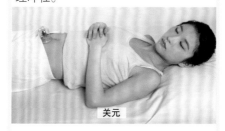
关元

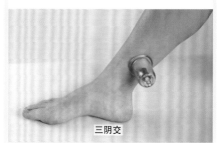
三阴交

经早者加太冲、太溪穴留罐。

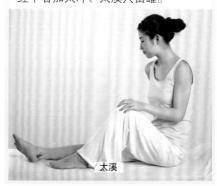
太溪

经乱者加肾俞、命门、足三里、太冲穴留罐。

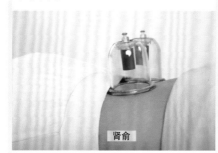
肾俞

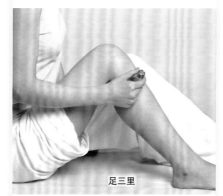
足三里

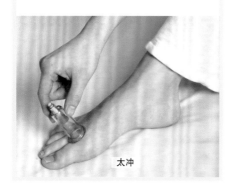
太冲

经迟者加天枢、归来穴留罐。

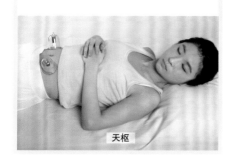
天枢

作者提示

中医认为，月经不调多因忧思郁结、久郁化火，喜食辛辣食品等影响冲任，劳倦过度，饮食失调，脾虚中气不足，冲任不固，均可使经行先期；过食生冷，感受寒凉，产乳过多，冲任血虚，素多忧郁，气机不畅，冲任受阻，均可使经行退后；素性抑郁，气机逆乱，先天体弱，肾气不足，肝肾闭藏失职，均可使血海蓄溢失常而使经期错乱。

因此，调整正常的饮食起居及生活习惯，尤为重要。

关节炎

关节炎是指由炎症、感染、创伤或其他因素引起的关节炎性病变，泛指发生在人体关节及其周围组织的炎性疾病，是一种常见的慢性疾病。它的临床表现为关节的红、肿、热、痛、功能障碍及关节畸形，严重者可导致关节残疾、影响患者生活质量。临床上常见类型主要为类风湿关节炎、骨关节炎、强直性脊柱炎、痛风性关节炎等。

罐疗穴位

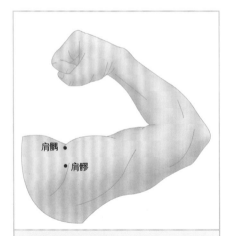

肩髎穴 位于肩峰后方，肩髃穴后寸许的凹陷中。

肩髃穴 位于肩部，三角肌上，臂外展，或向前平伸时，当肩峰前下方凹陷处。

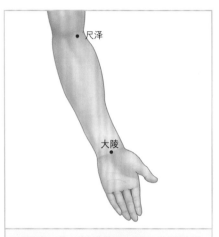

尺泽穴 位于肘横纹中，肱二头肌腱桡侧凹陷处。

大陵穴 位于腕掌横纹的中点处，当掌长肌腱与桡侧腕屈肌腱之间。

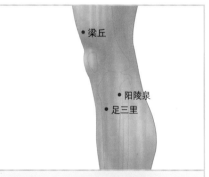

梁丘穴 位于髂前上棘与髌骨外上缘连线上，髌骨外上缘上3寸。

阳陵泉穴 位于小腿外侧，腓骨小头前下方凹陷处。

足三里穴 位于小腿前外侧，当外膝眼下3寸，胫骨前嵴外1横指处。

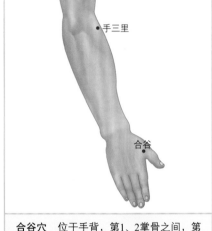

合谷穴 位于手背，第1、2掌骨之间，第2掌骨桡侧的中点。

手三里穴 位于前臂背面桡侧，当阳溪与曲池连线上，肘横纹下2寸。

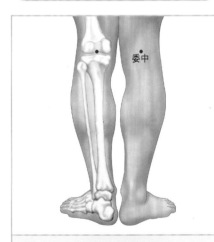

委中穴 位于膝关节后侧腘窝处，腿屈曲时腘窝横纹的中点。

做基本疗法5~10分钟。

膝眼、鹤顶穴，留罐5~10分钟。

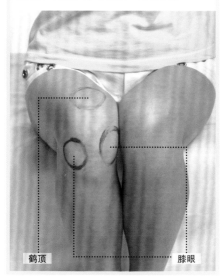

鹤顶　　　　膝眼

肩关节加肩髎、肩髃、肩贞穴，留罐5~10分钟。

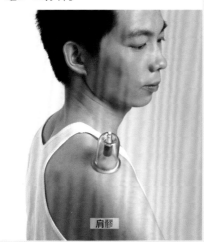

肩髎

上臂及肘关节加尺泽、手三里、阳池、合谷、大陵穴，留罐5~10分钟。

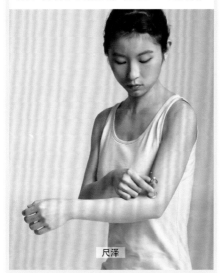

尺泽

下肢及腰关节类风湿者加环跳、梁丘、委中、阳陵泉、足三里穴，留罐5~10分钟。

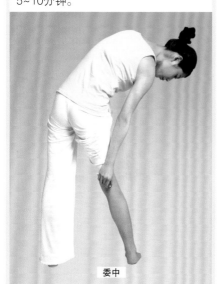

委中

作者提示

中医认为，关节炎多因肝肾亏虚、血不养筋，风湿二邪相加注入关节流入经络。应尽量保护关节，减少频繁剧烈的使用关节。肝主"筋"、肾主"骨"，做基本疗法整体调理身体，局部留罐以减轻疼痛症状。

❀ 肥胖症

肥胖症是一种代谢紊乱的慢性疾病。机体内热量的摄入量高于消耗，造成体内脂肪堆积过多，导致体重超标、体态臃肿。实际测量体重超过标准体重20%以上，并且脂肪百分比超过30%者称为肥胖。中医对肥胖的认识早在古医籍中就有记载，称肥胖者为"肉人""肥人"，认为其发生原因与"湿、痰、虚"有关。

罐疗穴位

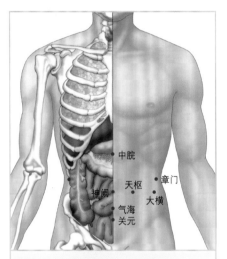

神阙穴 位于脐正中。

天枢穴 位于腹中部，脐中旁开2寸。

章门穴 位于腹侧，腋中线第11肋骨端稍下处，屈肘合腋时，当肘尖尽处。

中脘穴 位于上腹部，前正中线上，脐中上4寸。

大横穴 位于腹中部，距脐中4寸。

气海穴 位于下腹部，脐下1.5寸。

关元穴 位于下腹部，前正中线上，当脐中下3寸。

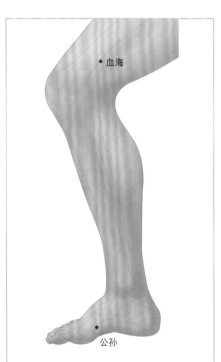

血海穴 位于大腿内侧，髌底内侧端上2寸，当股四头肌内侧头的隆起处。

公孙穴 位于第1跖骨基底部的前下方，赤白肉际处。

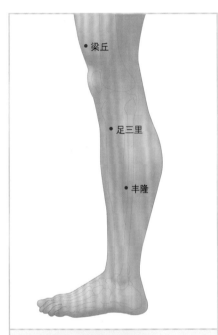

梁丘穴 位于髂前上棘与髌骨外上缘连线上，髌骨外上缘上3寸。

足三里穴 位于小腿前外侧，当外膝眼下3寸，胫骨前嵴外1横指处。

丰隆穴 位于小腿前外侧，外踝尖上8寸，胫骨前缘外2横指（中指）处。

罐疗保健法

做基本疗法5~10分钟。

以神阙、天枢、章门、中脘穴为主，腹部可密排罐。

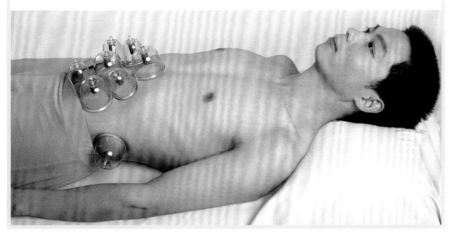

罐疗中的基本疗法能使人体的脏腑功能得到整体调整，促进代谢功能，促进脂肪分解，达到减肥降脂的目的。拔罐能够抑制胃肠蠕动，减少胃酸分泌，从而减轻饥饿感。我的学生用这种方法，1个月内成功减掉20斤。

肥胖与生活方式有关，主要是能量代谢失衡，脂肪过度堆积。肥胖是一种疾病，还可诱发各种疾病，如心脏病、脂肪肝、糖尿病等。"减肥"是预防这类病的措施之一。

或配天枢、大横、气海、关元穴、梁丘、足三里、丰隆、血海、内关、公孙穴，留罐5~10分钟。

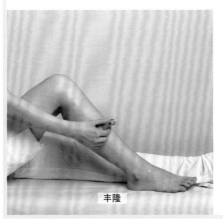

丰隆

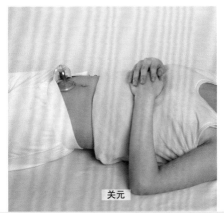

关元

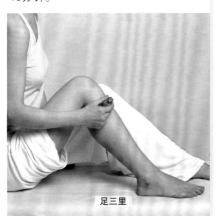

足三里

余自幼同祖母居住，耳濡目染地接受了祖母"聊家常"似的医疗启蒙。初小，父亲给了我一本袖珍式的医疗大全，每每翻阅厚厚的密密麻麻的袖珍书，总对里面的插图略感兴趣，于是就问插图左右的解释，就算是读书了。虽略知医道之纲领，但由于天生好玩、好动、好幻想，总不能上"道"，并想尽理由躲避这医道"苦旅"，着实伤了父亲的心。

　　我的生日是5月12日（国际护士节），按照我国的文化理念，我是天生就跟"医道"有缘的人。尽管我奔跑了多年，躲避了多年，最后还是在死里逃生后，静下心来，读完了中医大专的全部课程，开始正规地步入了感性——理性——认识——实践——再认识——再实践的过程，也算是与"医道"沾了点儿边。

　　此书，是我踏上医道苦旅并付之于行的经验总结，愿通过此书，结识"同行者"。更愿天下人，与罐结缘，远离病痛，快乐健康。我曾对有缘知罐和不知罐的人，有过这样的描述。"有缘人千里寻之，无缘人闻之弃知。有缘人悔之晚知，无缘人拥金未知。有缘人尽享知之，无缘人终叹无之。"这里说的"之"是指"罐"的意思。

　　生命——对于每个人，只有一次，世上有什么比生命更神圣的？更需要了解的？更需要精心呵护的呢？

　　需求——对于每个人，莫过于健康，世上有什么比健康，更值得重视与追求的呢？

　　保持健康是生命延续的保障，罐诊以它快速显示脏腑功能盛衰状态，可为您的生命增加一道防护的屏障。如果您——爱您，如果您——爱您的家人，如果您——爱您所有爱您的人，请接受并亲身感受吧！我——告诉您，您——告诉他，他——再告诉他……让防护的屏障，为更多可爱的人，遮风避雨。

　　亲爱的读者，当您读到这里，也许知道了什么是"罐"，它曾与您的距离如此的近又那

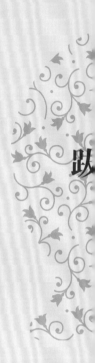

么的远，也许知道了罐诊的意义何在，它与您的生命是怎样的息息相关，也许知道了如何用罐进行保健，它给您的生活将带来什么样的愉悦，也许还有更多的也许……那么让我们约会吧！我定会给您一个"千年问候"，让您感受一下"千年之吻"。

　　近20载我为我优秀的罐友骄傲自豪过，

　　近20载我为我患病的罐友痛苦忧郁过，

　　我为我远方的罐友牵肠挂肚过，

　　我为我康复的罐友快乐高兴过，

　　更多的是为我的罐友祝福着，

　　我不是诗人，但我用我最诚挚的情感，凝练了一首献给《罐友的歌》。

孙玉

成稿于2004年2月13日

修编于2010年3月30日

于北京莲花池畔

附录一
以罐结友

以罐结缘，以罐会友近二十载，罐缘的足迹遍及了祖国的大江南北，玉罐的善缘牵向了祖国的四面八方，从北京到河南、河北、湖北、安徽、天津、山东、山西、广西、深圳、江西、新疆、浙江、江苏，罐友们对罐诊罐疗赞许不断，许多罐友在记录本上留下了他们的肺腑之言。罐友们称赞：一罐走天下，玉罐缘天下。无论是政府要员、国外使节、知名人士，还是布衣百姓，缘出天下友，善缘送万家，正是这一步一履的足迹，正是这一言一语的赞美，正是这一次又一次的感动，使我从中获得了人生的许多感悟。送出的是健康，回报的是友情，罐友的情谊是"用金钱买不来，用黄金换不来"的。我为我的罐友们骄傲着……自豪着……牵挂着……永远的祝福着……

缘遇张声闳教授

1995年至2002年，我的足迹、罐迹已到过了许多地方。每到一处都得到大家的热情支持。1999年某医学会成立，我先后培训了7期学员，在众多罐友的要求和支持下，于2002年底开设了罐诊罐疗咨询部，并将工作室戏称为"随缘小屋"。经我亲自诊察和调理过的朋友，称为"罐友"。纪健忠先生（一位书法家罐友）的墨宝"罐缘"牌匾悬挂在房间的醒目位置。前来这里诊察和调理的罐友靠的只是口耳相传。曾发表过多篇关于经络研究文章的张声闳教授经尊敬的张华英老师（罐友）介绍来到"随缘小屋"，仔细询问了罐诊罐疗的原理和功用后，亲自体验，欣然提笔写下："情结玉罐缘，欣惬透肾肝。为兴汉医心，拜求不丢颜。经络通内外，因果妙相传。罐迹告全息，识者乃智贤……"的墨文。

数年来我诊察过很多人，得到的虽说都是赞许，但像张教授这样对罐诊给予高度评价和对罐诊能深刻理解的人是为数不多的。张教授的教诲与才华多识，让我肃然起敬，由此也有感而发地回敬张教授："千年之吻吻千人，千年问候问千家。足迹罐迹遍江北，踏破铁鞋觅知音。七十老叟八旬⑬来，证得仙人悟觅时。待到它日宏光大，莫指花甲蹒迟来。"张教授的到来，对罐文化的发展起到了至关重要的助推作用。罐友们也对这位德高望重的老前辈表示出深深的敬意。

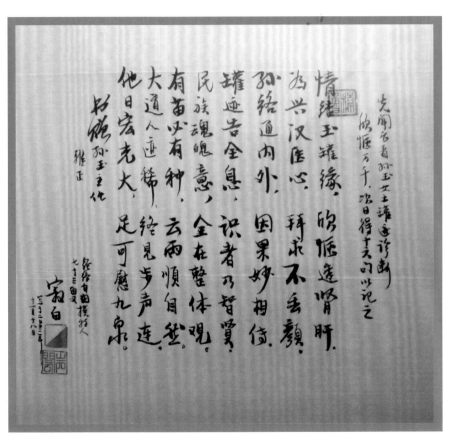

张声闳教授亲自体验罐诊罐疗后，欣然提笔写下了此文。

注：写此诗时是2002年，那时我只有8年的实践经验，故八句。

缘遇谢世祥先生

在一次中医养生讲座上，因与谢世祥先生座位相邻，我们彼此随意攀谈。散会后，大家一起乘车，我与谢先生居然是同一目的地！几天后他来到我的"随缘小屋"，亲自体验了罐诊。谢先生由于工作忙碌，身体欠佳，罐诊后便坚持来调理身体。一个疗程下来，他的身体状况就得到了改善，谢先生感激之余将巨幅"墨宝"——"孙氏罐疗奇缘，祖传医学瑰宝"赠予我。

接过这珍贵的礼物，我倍感它的分量，也深感老一辈是在用他们的智慧与才华铸造着中华千年文化的历史丰碑。能够通过罐结识这位德才兼备的军旅诗人、书画家、剧作家，得到他的赞誉和肯定，也是我的一份福缘与荣耀。

《玉罐缘》牌匾，也是谢先生所赠。

缘遇胡孚琛博士

2000年首届自然医学大会在京召开，中午休会时，恰好胡博士从我的座位前排走过，我看出先生有点……，出于责任心我必须告诉他，于是便跑过去对他说："先生，您能站一下吗？"先生回过头来说："你有什么事吗？""我看您有点……""咦，你是这个大会上第二个说我有……的人。"随后又问我是搞什么的，我回答说是搞罐诊罐疗的。

第二天，利用中午休会时，部分专家学者体验了罐诊罐疗，并得到了他们的赞许。接下来的几天里，胡博士进一步听我讲解，经体验后，建议说："你写书吧，我来给你写序。"作为一名享有国家级声誉的学者，对罐诊罐疗给予如此的关怀与支持，体现了先生对大众医学的肯定，彰显着这位学者的大家风范。巧的是胡博士的生日竟然是12月9日，这一天恰好是我生命中的第二个生日。也许是机缘巧合，一切都那么顺理成章。也使我们有幸在此书中能够拜读先生的精彩文章。成为先生的学生是我今生一大幸事。

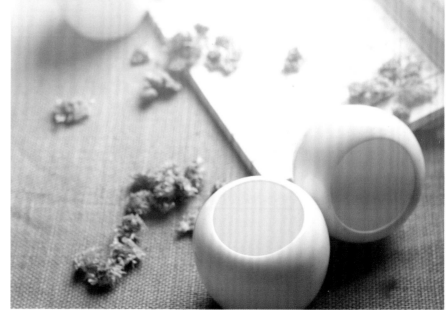

缘遇赵纯生先生

那是2003年的一个夏天，丁姐（罐友）邀请全家人体验罐诊疗，赵先生也在被邀之列，当诊察结果出来，我提示他要预防胆结石，赵先生说："刚刚体检过，没有说我有胆结石。"我说不是有而是要预防。时过近一年，一天接到丁姐的电话说："赵先生说这次服了你的罐诊了，今年体检查出轻微的胆结石……"2004年的元旦，我接到赵先生的元旦祝福，他笑着说："去年你跟我说要预防胆结石，我还和你犟嘴，不承认，今年体检查出来了，我算是服了你的罐诊了！"

时间来到2006年，赵先生的妹妹来京看病，经赵先生的建议，赵先生携同老伴一行三人来到我的工作室，体验了罐诊疗后，姐妹俩感觉很好，我教会她们回家如何自疗互疗。若干天后，又接到赵先生的电话，说要来工作室看我。待进门时，赵先生笑着从包里拿出两个小镜框，上面分别是赵先生的墨宝和他老伴姐妹俩的赞语。我深知接过的不仅是赞美，更是他们的信任，是他们给了我诺大的精神财富，这才是真正的无价之宝啊！

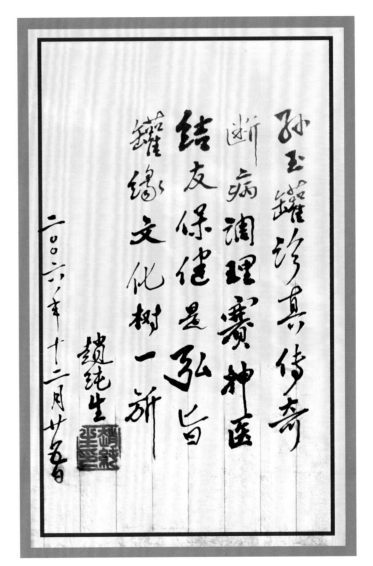

赵纯生先生体验过罐诊疗后，馈赠于我的墨宝。

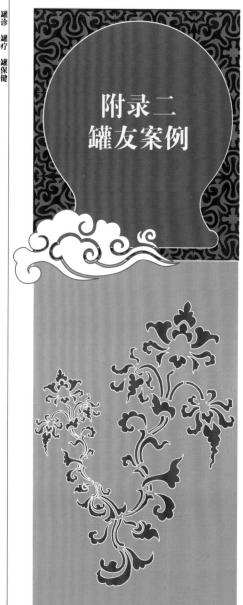

附录二
罐友案例

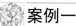 **案例一**

柏先生，64岁。罐诊呈现高血压、高血脂，脏腑映像呈现肝功能有问题，膀胱呈现有湿热。其追问："你是说我有肝炎吗？"我说不是，但是如果去化验，可能会有"澳抗阳性反应"。于是柏先生讲述了他曾因高血压住院，医生将一个黄条系在他的床上，柏先生是搞戏剧工作的，性格开朗善谈，别的病人不愿理他，他很纳闷，病人告诉他床上小黄条的含义。因为这个他还和医生理论过，医生向他解释说："你不是肝炎患者，你只是澳抗阳性，就是肝的表面抗原是阳性。"

值得一提的是，退休后，柏先生经人介绍习练起硬气功。他亲自给我演练后，我劝他不要练硬气功，这么高的血压练不好就会脑出血。果然时隔数月，柏先生在客人家里聊天时突然昏倒，经医院确诊脑出血，现已半身不遂、言语不清。我探望他时，老泪俱下，深感这不得不是个惨痛的教训。

 案例二

我的一位初中同学，男性。查验时，膀胱反映区出现差异，提示膀胱部位将出现问题；该男生反说："我没有任何的不适"，但一个月后来电告之："尿路结石，米粒样大小。"

案例三

韩先生，年近五旬，因受情志刺激，整日不悦，郁闷不语，嗜睡，但不打不闹，能配合治疗。脏腑映像：晦暗瘀滞（气滞血瘀）；治疗：疏肝降逆、活血化瘀；手法：重走罐+留罐+重旋罐。次日，家属来电，患者主动要求拔罐。一周后续电告之，患者能与家人外出散步并问答有应，感谢之语不言而喻了。

案例四

孙先生，年近六旬。查"肺"4/5呈青色；映像：脾肾阳虚；印证：有支气管病史。调理：连续6天调理，1/5青，12天调理仍1/5青，第三疗程全部变黄。

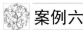
案例五

李女士，自觉胃部不适，呕吐，伴有轻微腹痛，吃了一周胃药未见效；耳闻吾用罐察病，前来罐诊。脏腑映像显示"肠"反应区有一青黑色，形似2号胶囊大小且呈竖立状，我推测病在肠而不在胃（疑是肠中有一变性异物）。但只告之情况不太乐观，建议到医院进一步查证。其做的检查结果：血象正常、白血球不高、大便潜血试验呈阳性。

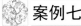
案例六

张先生，48岁。罐诊时间为做完肠癌手术4个月后。罐诊示"肺"部有散在的似茶叶沫状的小褐斑；"胃"底部呈红色，其余均为白色，说明胃气渐生，术后则愈。

案例七

张女士，43岁。罐诊区大部分呈红色，唯有下焦呈青黑形态样。推断可能是妇科有问题。此女士言，刚做完子宫癌的切除手术。

案例八

干先生，离休干部，60岁。罐诊示"肺"呈散在的颗粒状褐色小斑，推断有可能是癌。其家属小声告知，十年前患有肺癌，查有高血压（确认）、前列腺炎（确认）。第一天拔完，当晚的血压没降，小便次数增加；第二天第三天血压逐渐降下来，小便次数从3~4次减少到2~3次。患者高兴之余开玩笑地对我说："这要是夏天，我就满背拔着罐在院里跑，给你做广告。"

案例九

李女士，48岁。长期患病后病情加重，在全面检查苦等结果期间，她的同学得知我用罐查病，便来罐诊。罐诊示"肝"区有无规则形态的凹陷，并呈青灰色。我疑是早期肝硬化。待我到外屋将结果告之其家属，他们相互对视了一下，言其确是慢性肝炎患者。

案例十

熊先生，80左右。其妻电告近日不想吃东西，我在电话中告之，可能是总不活动，让其妻给他敲打按揉足三里以降胃气，过两天又电告说还是不好，于是我亲自上门罐诊，发现他肠反映区有如大枣样的形态改变。我对其妻说："熊先生不是胃的问题，是肠子出现问题了，赶快去医院吧！"后去医院确诊肠癌中晚期。

案例十一

朱女士，46岁。罐诊示"肺"区有形态样轮廓，晦色瞬间消逝，提示儿时得过肺炎（本人确认）；"胆"、"胃"、"肠"呈胎盘样，提示有糖尿病家族史（确认其父患糖尿病去世）；"膀胱"有红白相间的形态样，提示妇科有问题（确认有子宫肌瘤）。过几日为其弟罐诊，脏像仍呈现糖尿病家族史样（确认）。

案例十二

本人亲舅，70岁。有年途经北京，见舅吸烟吐痰频繁，故提出给舅罐诊，发现其"肺"反映区出现形态样轮廓清晰可见，建议少吸烟并尽快去医院检查，回家3个月后查出肺癌晚期。

案例十三

杨女士，47岁。查"肺"区晦色、两侧边缘紫色瞬间消逝；"心"区红白相间点状；"肠"区呈枣红色；"肾"区虚白；膀胱区边缘晦暗。印象：疑是肺系、肠、子宫有问题。印证：肺炎（正在打点滴），妇科确认有子宫肌瘤。罐诊2个月后，做了阑尾炎手术。

案例十四

邓先生，六旬有余。查肺区边缘呈晦紫色，瞬间褪色，提示过去支气管有问题，患者自称有"老慢支"；心区呈紫暗色，提示有高血压（服药）；肠区有一三角形善色凹陷，提示有囊性类物（自述有息肉）；双肾虚甚、面浮肿，体重肉缀。

案例十五

高先生，脏腑印象显示，心脏功能异常，并呈糖尿病印象。后经铁路医院检查证实，心电图异常，尿糖（+++）。血糖一周后出结果，报告血糖高于正常指标。

案例十六

高女士之女，28岁，已婚两年未育。罐诊示上焦热、下焦寒。追问其是否喜吃冷饮。答曰："就喜吃凉物，冬季都吃冰淇淋。"下焦虚寒，岂能怀孕！故建议罐疗一疗程，特在经期前配服鲜姜红糖水、益母草膏，以祛寒暖宫。数月之后，来电告我成功怀孕。

下焦虚，则阴虚内热，故喜冷饮以解虚火上升之扰，天长日久，越吃越寒，血遇温则行，遇寒则凝。用基本疗法调整脏腑功能，"抚平"三焦；鲜姜红糖水，温中散寒，活血化瘀。

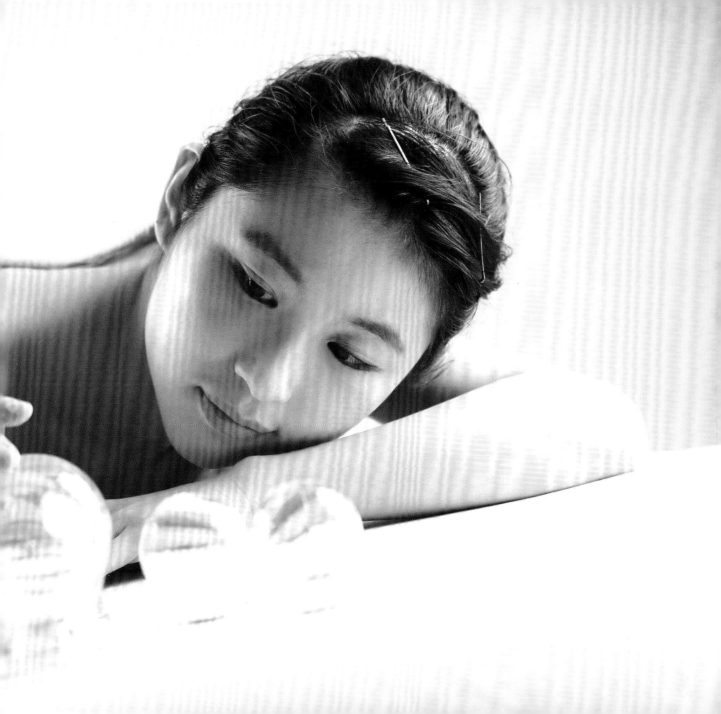

图书在版编目（CIP）数据

罐诊　罐疗　罐保健／孙玉编著．--北京：中国中医药出版社，2012.10
ISBN 978-7-5132-1120-8

Ⅰ．①罐… Ⅱ．①孙… Ⅲ．①拔罐疗法－通俗读物 Ⅳ．①R244.3-49

中国版本图书馆CIP数据核字（2012）第193652号

中 国 中 医 药 出 版 社 出 版
北京市朝阳区北三环东路28号易亨大厦16层
邮政编码　100013
传真　010 64405750
北京画中画印刷有限公司印刷
各地新华书店经销

*

开本880mm×1230mm　1/24　印张7.25　字数235千字
2012年10月第1版　2012年10月第1次印刷
书号ISBN 978-7-5132-1120-8

*

定价：39.80元
网址　www.cptcm.com